LA DIETA DE
BATIDOS
VERDES

LA DIETA DE BATIDOS VERDES

Programa natural
para una salud extraordinaria

Robyn Openshaw

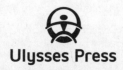

Ulysses Press

Publicado por:
Ulysses Press
P.O. Box 3440
Berkeley, CA 94703
www.ulyssespress.com

ISBN: 978-1-61243-430-8
Número de Control de la Biblioteca del Congreso: 2014952008

Impreso en Canada por Marquis Book Printing

10 9 8 7 6 5 4 3 2 1

Editor de adquisiciones: Nicholas Denton-Brown
Jefe de edición: Claire Chun
Editores: Jennifer Privateer, Lily Chou
Correctora: Maria Labaca
Equipo editorial y de producción: Lauren Harrison, Elyce Petker, Lindsay Tamura
Diseño de la portada: what!design @ whatweb.com
Fotos de la portada: © istockphoto.com

Distribuido por Publishers Group West

NOTA A LOS LECTORES
Este libro ha sido escrito y publicado exclusivamente con fines informativos
y educativos. No tiene la intención de servir como asesoramiento médico ni
de constituir cualquier tipo de tratamiento médico. Siempre debe consultar al
médico antes de alterar o cambiar algún aspecto de su tratamiento médico o de
llevar a cabo un régimen de dieta, incluso la dieta de ayuno a base de jugos que
se describe en este libro. No suspenda ni cambie la administración de ningún
medicamento de venta con receta sin la orientación o el asesoramiento de su
médico. El uso de la información que contiene este libro queda a buen juicio del
lector después de consultar con su médico y es exclusiva responsabilidad del
lector. Este libro no está destinado a diagnosticar ni tratar ninguna enfermedad y
no reemplaza el consejo dado por un médico.

Para Kincade, Emma, Mary Elizabeth y Tennyson. Gracias por su paciencia en todos los "primeros intentos".

Los amo y les agradezco; estoy feliz de ser su mamá, más allá de mi limitado vocabulario para expresarlo.

Índice

1

Introducción

En 2008, Pixar Animation Studios lanzó la película llamada *WALL-E* que cautivó a mis cuatro hijos de entre ocho y quince años. En la película, los seres humanos han abandonado el planeta Tierra ya que, debido al consumo excesivo, habían diezmado su hábitat y ya no era habitable.

Hay basura y desechos tóxicos en todas partes. Un robot llamado WALL-E es la única vida en el planeta y su tarea es compactar la basura. Mientras tanto, una nave espacial que gravita sobre la Tierra alberga a los seres humanos sobrevivientes. Deteriorados por los juegos electrónicos y la comida rápida, los humanos ya no trabajan, no leen ni juegan. Flotan alrededor en sillas estacionarias porque están demasiado obesos para caminar y si caen fuera de las sillas estacionarias, gritan sin poder hacer nada hasta que los robots los vuelven a acomodar en sus sillas y les traen otro batido.

Los seres humanos envían una sonda a la Tierra para tratar de descubrir cualquier tipo de vida natural restante. La sonda tiene un nombre apropiado: "Eva", el arquetipo de la "madre de todos los seres vivientes". Los humanos sobrevivientes tienen la esperanza de ser salvados y pueden volver a la Tierra solo cuando Eva encuentre una pequeña planta verde. Con reminiscencias de la historia bíblica de Noé, como la paloma que regresa con una rama de olivo para indicar el final de la inundación, Eva vuelve a la nave con su pequeña planta, para gran regocijo de todos. (Las personas que estaban alrededor de la pequeña planta triunfalmente dicen: "Vamos a plantar vegetales. ¡Y plantas de pizza!").

El destino del mundo entero depende de la supervivencia de una pequeña planta verde. Por supuesto, esto es ficción, pero ¿cuál es la moraleja de la historia?

En el año 2009, nos referimos a todo lo que preserva nuestro planeta y frena nuestros hábitos terribles de consumo excesivo, como "lo verde o natural".

Y, sin embargo, a pesar de nuestro progreso como ambientalistas, la mayoría de los niños estadounidenses aún no comen verduras, nunca. La investigación muestra repetidamente el hecho de que nuestros hijos tienen un pésimo consumo de vegetales que alcanza solo a una porción o menos por día, y la mayoría de los vegetales que comen son papas fritas o papas fritas de bolsa.

¿Cuán lejos estamos, en realidad, del destino representado en la ficción de *WALL-E*? Vivimos en una época histórica en la que las papas bañadas en productos químicos y fritas en grasas trans tóxicas, califican como la mejor nutrición que la mayoría de los niños obtienen durante el día. Salvo que cuente como "vegetal" el pesado jarabe de maíz del ketchup en el que se sumergen las papas fritas.

Las madres instintivamente, o tal vez por larga tradición, les dicen a sus hijos: "No te olvides de comer tus verduras". O tal vez eso sea solo un cliché y las generaciones actuales de madres jóvenes son las primeras en *no* decir eso. Después de todo, ¿cómo lo podrían decir si las mismas madres no comen vegetales, salvo por la lechuga repollada (*iceberg*) congelada que a veces viene en las hamburguesas?

¿Por qué todo esto importa? Este libro es mi esfuerzo por documentar por qué "cuidar el medioambiente", tomar conciencia del medioambiente y proteger nuestra salud, debe incluir un análisis cuidadoso de la cantidad de alimentos saludables que comemos.

Vamos a debatir cómo la clave para nuestra salud, de hecho, reside en una pequeña planta verde. Podemos comer en abundancia pequeñas plantas verdes que la naturaleza nos proporciona, que llevan su clorofila y la fuerza vital a los paquetes de enzimas, así como las vitaminas, los minerales y la fibra.

Vamos a descubrir una manera de seguir viviendo en este mundo estresante que se mueve rápido, pero de forma fácil y en poco tiempo vamos a volver a nuestras raíces y comer una gran variedad de verduras y otros vegetales. Al hacer esto, vamos a reducir nuestra huella de carbono, a abusar menos de los animales, a consumir menos recursos, a contribuir al éxito de los productores locales y también a mejorar drásticamente nuestra propia salud y estilo de vida.

Mi interés en escribir este libro comenzó a partir de mi propia experiencia, muy personal, que comparto con ustedes a continuación. Presencié el cambio en la vida de mi familia con el hábito que enseño aquí. Me he sentido realmente obligada, o llamada, a compartir la experiencia que he tenido. Ya he hecho lo mismo con GreenSmoothieGirl.com y he visto a miles de personas perder peso, recuperar su energía, comenzar a digerir comida por primera vez en su vida adulta, a superar una enfermedad y a lograr estados nuevos, trascendentales, de paz emocional y mental. Todo a partir de un pequeño y simple hábito que toma diez minutos al día.

2

Mi historia

Para entender y explicar cómo llegué a ser una entusiasta y educadora sobre los alimentos naturales, tengo que retroceder dos generaciones.

Fui bendecida al ser criada por personas que entendían el valor de un estilo de vida natural. Mi abuela lo hizo, aún incluso cuando, como todo estadounidense, estaba rodeada por una historia de amor temprana con las píldoras recetadas por médicos, y con una dieta llena de alimentos procesados y abundantes productos de origen animal. La década de 1950 se produjo mucho antes de la era de la información. En realidad, nadie tenía ni idea de que tomar bebidas colas y batidos en el restaurante local, cenar frente al televisor en el hogar e ingerir grandes cantidades de lo que Ray Kroc sirve en Arcos Dorados, era cualquier cosa menos estadounidense y patriótico. Todo el mundo lo hacía. Mis propios abuelos y padres se resistieron a la obsesión de la cultura pop con alimentos perjudiciales para la salud y adictivos hasta un punto impresionante, pero como todos los demás, en alguna forma se entregaban a los pasatiempos y hábitos de la época.

Los padres de mi madre eran dueños de un negocio de productos agrícolas que abastecía a los estados sureños de Arizona, Nuevo México y Texas. Tenían grandes almacenes y camiones llenos de frutas y vegetales los 365 días del año. Eso creó un entorno interesante que ha tenido efectos positivos para algunas generaciones que constantemente trataban de consumir los productos agrícolas de los almacenes, cosa que en la actualidad ha disminuido. La leyenda familiar dice que como mis seis tíos (y mi padre, a pesar de que aún no estaba casado con mi madre) cargaban camiones en los almacenes durante el verano, ellos dejaban caer a propósito sandías en el asfalto, ya que la regla era que se podía comer los productos de las existencias únicamente si no eran aptos para ser despachados.

Imagine habitaciones llenas de lechuga, espinaca, peras, uvas, papas, jícama, zanahorias, pomelos, y muchos otros vegetales disponibles todo el año. Ese es el mundo en el cual crecieron mis padres y mis abuelos. Ellos no lo sabían en ese momento, pero mis seis tíos y mi mamá, y también mis seis tíos abuelos y mi abuelo, tuvieron acceso a la principal dieta para evitar enfermedades. Constantemente trataban de consumir productos antes de que alcanzaran un estado de descomposición. Rara vez comían carne; para ellos, la carne y los productos lácteos eran costosos, mientras que los productos agrícolas eran prácticamente gratis.

Un avance rápido hasta la próxima generación. Mi madre crió a una gran familia de ocho hijos (¡lo que incluía a seis varones!), con una dieta casi exclusivamente a base de alimentos de origen vegetal. A pesar de que se adelantó a su tiempo, ella hizo eso no porque entendía las consecuencias en la salud, sino más bien porque, a diferencia del resto de las personas en Estados Unidos, ella nunca desarrolló la costumbre de consumir carne animal. Ni siquiera sabía cómo cocinar un filete, lo que no ocurrió ni una sola vez durante mi infancia. En alguna rara ocasión, ella hacía algo preparado con hamburguesas o pollo.

Principalmente en la cena comíamos ensaladas de verduras de hoja y frutas, con papas o legumbres (frijoles) de algún tipo. Cuando era adolescente, aprendí a hacer seis hogazas de pan de trigo integral casero cada semana con trigo y soja que molía en nuestro gran molinillo Magic Mill, que sonaba como un motor a reacción en el garaje. En el almuerzo escolar, mientras mis compañeros comían pizza con alto contenido de grasa, nosotros comíamos lo mismo todos los días: un sándwich de mantequilla de maní con ese denso pan integral, una manzana y una zanahoria. En el desayuno, comíamos avena casera o crema de trigo, una porción de jugo de pomelo sin azúcar, que era realmente horrible, del economato militar, y un gran puñado de vitaminas.

Mirando al pasado, me doy cuenta de que mi madre hizo un trabajo brillante para alimentar a una familia de diez con el ingreso individual de un oficial de la Fuerza Aérea. Realmente no se hacía problema porque todos mis amigos comían todos los días Twinkies y Doritos para acompañar sus sándwiches de mortadela en pan blanco. Yo me sentía profundamente resentida porque no tenía un termo lleno de Kool-Aid como tenían mis amigos. Pero mi madre, que hoy tiene casi 70 años y se mantiene muy ágil y deambula por Europa haciendo servicio comunitario, mantuvo el rumbo. Estaré eternamente agradecida por ese ejemplo, y por el ejemplo de su madre también.

Por supuesto, se sabía mucho menos sobre la salud en ese momento de lo que se conoce ahora. De hecho, mi madre y sus padres vivieron en esa época donde no había información, antes de que nos alcanzaran las víctimas de la salud pública de la vida del siglo XXI y se hicieran notar. En la década de 1950, solo se empezaba a ver un aumento en la cantidad de enfermedades relacionadas con el corazón, el cáncer, la diabetes y otras enfermedades. Pocas décadas más tarde, funcionarios de la salud pública estarían haciendo sonar la campana de alarma. Pero, en ese momento, los estadounidenses en general no eran conscientes de lo que ocurría. Mi mamá no hacía postre muy a menudo; cuando hacía, eran galletas de chocolate con harina de trigo natural y azúcar y mantequilla, cortadas por la mitad. Pero servía gelatina en cada comida especial. Por otro lado, se volvió adicta al Dr. Pepper al igual que cualquier joven adolescente.

A mi abuela materna se le diagnosticó un melanoma mortal cuando tenía apenas 53 años de edad. Mi abuela era una fuerza de la naturaleza. Nunca se preocupaba por lo que hacían las demás personas. Consultó con los médicos y le dijeron que su cáncer era en un 95 % mortal. De todos modos, en un acto de valentía que hasta el día de hoy admiro, dijo: "No, gracias" a la quimioterapia y a la radiación que le recetaron. Eso fue alrededor de 1980, mucho antes de que cualquier ciudadano común hubiera oído sobre la dieta de los alimentos crudos y antes de que alguien hubiera comenzado a cuestionar los protocolos de la medicina moderna para tratar el cáncer. Incluso entonces, con un sistema de apoyo casi nulo, ella sabía que no quería cortar, quemar ni envenenarse a sí misma para extirpar el tumor mortal.

En cambio, ella emprendió su propio diseño de protocolos naturales. Estudió por su cuenta y consultó con profesionales de otro campo. Siguió lo que la lógica, la observación y la intuición le dijeron que hiciera, incluso mientras todos a su alrededor, y hasta algunos de sus hijos, sentían que estaba loca.

Específicamente, se fue al sur de California para obtener ayuda en Optimum Health Institute, fundado por la difunta y gran pionera de la nutrición Ann Wigmore (Wigmore promovió el jugo de hierba de trigo y una dieta a base de vegetales crudos décadas antes de que los estudios a gran escala apuntalaran lo que ella estaba enseñando). Mi abuela también fue a México para obtener laetril, un compuesto que se encuentra en las semillas del damasco rico en B12, que fue prohibido en los EE. UU. En ese entonces, comenzó a seguir una dieta a base de vegetales crudos. Tomaba jugos todos los días, bebió tantas zanahorias que su piel se volvió naranja por el beta-caroteno.

Así fue que nuestra gran familia pudo observar con gran asombro cómo ella se curó del cáncer. La teoría detrás del movimiento de los alimentos crudos, en su etapa más incipiente en ese momento, es que el cáncer no sobrevive ante la presencia del oxígeno. Las células cancerígenas mueren a medida que la sangre se oxigena completamente y, posteriormente, los tejidos y las células. He visto a varios amigos hacer esto con éxito en los años posteriores.

Pero mi abuela se adelantó a su tiempo y se sometió a este régimen e hizo frente a una gran oposición. Siguió viajando por el mundo, conoció a sus 49 nietos y a algunos de sus bisnietos a medida que llegaban al mundo, y completó cinco misiones internacionales de servicios por otros 25 años más. Mucho después, luego de haber relajado significativamente sus normas nutricionales, sobrevinieron diferentes formas de cáncer, que se llevaron a ella y a mi abuelo, cuando ambos tenían casi 80 años. Cuando le diagnosticaron cáncer a mi abuelo, a la edad de 75 años, su médico dijo que la enfermedad había estado creciendo muy lentamente desde hacía 30 años, solo gracias a su excelente dieta. Él seguía la dieta de mi abuela cuando ella estaba en el proceso de curación muchos años atrás, y eso mantuvo su buena salud durante muchos años.

El hecho de que la dieta contra el cáncer de mi abuela también le diera a mi abuelo muchos años de vida es un ejemplo de cómo, a pesar de que nos centremos en un tema de salud específico con la nutrición, en el camino nos damos cuenta de que la nutrición tiene beneficios que ni siquiera podríamos haber imaginado. Eso es solo una parte de por qué es tan emocionante volver a una dieta con los alimentos que se encuentran en el nivel más bajo de la cadena alimenticia.

La historia del cáncer de mi abuela ocurrió mientras yo estaba en la escuela secundaria, al mismo tiempo que se desarrollaba otro acontecimiento dramático en mi familia. A mi tío (el hermano del medio de los seis hermanos de mi madre) le diagnosticaron a los 32 años de edad la enfermedad de Hodgkin en estado 1, una fase muy tratable. La enfermedad de Hodgkin es un cáncer del sistema linfático. El oncólogo le dijo a mi tío, igual que a mi abuela (quien estaba con él): "Le garantizo que si sigue este protocolo (de quimioterapia y radioterapia), se recuperará".

Dieciocho meses más tarde, devastado físicamente, postrado en la cama, debilitado, y con un peso muy inferior las 100 libras, mi tío tuvo una muerte horrible debido a los efectos secundarios del tratamiento. Dejó atrás a su maravillosa esposa, tres hijos pequeños y a una familia aturdida y devastada.

Este es un tema delicado que dividió profundamente a la familia de mi madre. Al día de hoy, algunos creen que mis abuelos murieron innecesariamente a finales de sus años 70, porque optaron por renunciar a la atención médica estándar. Mis abuelos habían decidido que preferían dejar que el cáncer se los llevara antes que someterse a las metodologías extremadamente invasivas. Otros creen que la muerte de mi tío fue la voluntad de Dios. No quiero refutar ninguna de esas creencias, ya que yo no soy la dueña de la verdad y todas esas opiniones y sentimientos están profundamente arraigados en mi familia y son válidos.

El punto es que, a una edad muy joven, me di cuenta de las limitaciones de la práctica médica. Me convertí en una creyente de que la dieta es una medicina poderosa.

Ahí es donde comienza mi historia. En ese momento, yo no apoyaba los hábitos culinarios de mi madre. Me mortificada cada vez que invitaba a cenar a gente que había venido a visitarnos. "La cena" era simplemente un plato de papas hervidas con crema agria, un plato de melón en rodajas, y una gran ensalada de lechuga romana. Después de que me casé, a la edad de 21 años con un jugador universitario de fútbol americano que medía 6'4", mi nuevo marido estaba horrorizado con el menú. Pensó que se moriría de hambre con esa comida.

Venía de una familia acostumbrada a comer carne y papas: la proteína animal se servía prácticamente en cada comida y los alimentos procesados como la harina blanca y el azúcar lo limitaban. Su familia compraba salsa de queso para nachos de a diez latas y servía los pasteles cortados en cuartos como un tamaño de porción estándar. Él no sentía que las comidas que yo cocinaba fueran realmente comidas al no tener carne.

Sin embargo, no pudo evitar sentirse impresionado cuando, al empezar a comer mi comida, su presión arterial bajó de inmediato hasta alcanzar los niveles ideales y, además, perdió 40 libras. El hecho que él estuviera saludable y en forma fue especialmente llamativo, no solo en su familia, que lucha contra las enfermedades cardíacas, el cáncer, la gota, la artritis, el exceso de peso y otras enfermedades, sino también en la cultura que tenían los jugadores de fútbol americano, donde la gran mayoría de sus pares alcanzaban un gran sobrepeso después de la universidad y no podían cambiar ese hecho. Ahora tenemos un poco más de 40 años y hace muy poco hemos perdido un par de sus excompañeros de fútbol debido a las enfermedades evitables que están relacionadas con el estilo de vida.

Pero, al igual que mi madre, yo no sabía cómo cocinar carne y no había sido condicionada a esperar una tajada en mi plato para la cena. De hecho, al principio de mi matrimonio, fui a un campamento de tres días con la familia de mi marido. Los menús de campamento incluyen carne (mucha de ella procesada) tres veces al día. A mí me preocupaba que se sintieran ofendidos, así que comí lo que me sirvieron.

Puedo contar con los dedos de una mano las veces que he vomitado en mi vida, pero después de un día de esa dieta, mi cuerpo me envió un mensaje y vomité después de mi tercera comida a base de carne. Decidí comer solo los vegetales que sirvieran durante el resto del campamento. Mis puntos de vista en cuanto a nutrición no eran particularmente bienvenidos, ni tampoco había desarrollado las habilidades necesarias a los 21 años para convencer a nadie, así que no compartí mi opinión durante el resto de nuestros 20 años de matrimonio.

Aunque me habían mostrado un camino que era mucho mejor que la dieta estadounidense estándar, cambié totalmente su curso. En mis veintitantos años de edad, adopté una dieta típicamente estadounidense. Subí 15 libras el primer año, durante mi trabajo de oficina fuera de la universidad. Cuando quedé embarazada a los 26 años, me di el gusto de experimentar con mi cuerpo para engordar. Nos sentábamos en un sofá La-Z Boy, mirábamos televisión todas las noche y comíamos helado con trozos de galletas Ben & Jerry's Cookie Dough. Comía el especial de hamburguesas y papas fritas que costaba 99 centavos en el almuerzo en la cafetería de la empresa, todos los días. Cualquier cosa verde parecía repugnante, sobre todo durante el primer trimestre que tenía náuseas, así que eso no me molestó.

Una vez tuve el abrumador deseo de tomar una cola *diet*, fui a una tienda 7-11 y compré un enorme refresco Big Gulp. Después de tomar eso, el bebé se sacudió durante horas (y prometí no volver a hacerlo). Mi presión arterial, que siempre era de 95/55, se elevó a 120/80. Subí 65 libras. Mis tobillos estaban tan hinchados con edema que, como un truco en las fiestas, los apretaba con un dedo y podía ver cómo el lugar donde había ejercido presión permanecía hundido durante 30 segundos. Desarrollé hemorroides y problemas de azúcar en la sangre que eran terribles. Una vez vi a un exnovio mientras estaba caminando por el centro comercial y lo saludé, pero mi cara estaba tan gorda que solo me miró de forma extraña y siguió caminando. No tenía idea de quién era yo (y, por otro lado, me puse contenta instantáneamente, después de darme cuenta de que de todos modos no quería que me reconocieran). A veces muestro esas fotos en alguna clase de nutrición.

Odiaba lo que le había sucedido a mi cuerpo, antes atlético y delgado. Perdí el peso extra a los seis meses de tener a mi primer bebé y tuve embarazos más saludables a partir de entonces. Cuando mi hijo pequeño, Kincade, tenía siete meses de edad, cometí mi primer error muy importante como madre. Dejé de amamantarlo y comencé a darle la fórmula para bebés. De inmediato comenzó a estar siempre enfermo, con resfriados, congestión en el pecho y a tener constante mucosidad verde en la nariz. Se pasaba las noches sin poder respirar bien, con una tos constante. La enfermedad cedía, pero volvía con todas sus fuerzas. Estaba enfermo a intervalos, constantemente. Le dábamos mucha medicina contra la tos y permanecíamos sentados meciéndolo durante toda la noche. Finalmente, a los 12 meses y siguiendo las recomendaciones del médico, cambiamos de la fórmula de leche de vaca a solo leche de vaca.

Entrábamos y salíamos constantemente del consultorio del pediatra. Cuando Kincade tenía un poco más de un año de edad, el pediatra me dijo que, en base a la frecuencia con la que lo llevaba a su consultorio con problemas de sibilancias, él tenía asma. Yo estaba devastada. Tuve imágenes mentales de un niño pálido y enfermizo, sentado en el banquillo en un partido de fútbol succionando un inhalador.

La primera vez que consulté al pediatra y me dio el diagnóstico, le había preguntado: "¿Qué es el asma?". El médico dijo, muy despacio, como si yo fuera estúpida: "Es una enfermedad de los pulmones". Sonreí y le dije que ya sabía eso, entonces pregunté: "Pero ¿qué *es* exactamente?". Sacó un folleto de una compañía de medicamentos de un dispensador de plástico en la de pared y me lo entregó. En ese momento aprendí la lección.

Estaba muy insatisfecha, tanto con la "ayuda" que mi compañía de seguros había pagado fácilmente, como con las cinco sesiones de tratamiento con esteroides que le habían recetado a mi hijo el primer año después de enfermarse. Cuando le recetaron la quinta sesión, el pediatra me mencionó, sin darle importancia: "Por cierto, sabemos por investigaciones realizadas que los niños a quienes se les administran por lo menos cinco sesiones de esteroides en un año, que con seguridad sufrirán un retraso en el crecimiento". Sorprendida, le pregunté acerca de eso con más detalle, y él contestó: "Bueno, no podemos hacer estudios sobre eso realmente. Eso sería poco ético: reclutar humanos cuando sabemos que el resultado será una atrofia en el crecimiento". Ese día salí del consultorio no solo frustrada y confundida, sino además molesta, porque a pesar de que la "investigación" sobre el uso masivo de esteroides era "poco ética", de alguna manera, no se consideraba una falta de ética seguir dándole esteroides a mi hijo.

Esa fue, casualmente, la última receta que solicité para mi hijo. Nunca más permitiría que le administren antibióticos ni esteroides, y los medicamentos broncodilatadores que utilizábamos en la máquina de nebulizaciones de forma tan frecuente durante la noche, pronto pasaron a ser historia.

Me sentía tan frustrada ese día, que también fue una epifanía. En ese momento me di cuenta, con gran claridad, de lo limitada que era la medicina moderna para ayudar a mi hijo. Eso causó un punto de ruptura en esa relación enfermiza que yo había desarrollado, en la que cada vez que mi hijo se ponía azul, yo llamaba al médico o la enfermera de guardia y rogaba por ayuda. Me di cuenta de la estrecha gama de opciones que me daban, sin importar qué tan enfermo podría llegar a estar mi hijo. Le daban píldoras y fármacos en estado gaseoso, pero nada, absolutamente nada además de nuevos medicamentos. Me di cuenta, con sorpresa, que incluso cuando su nivel de oxígeno bajó bruscamente y tuvo que ser trasladado de urgencia a una sala de emergencias con la piel de color azul, el médico no tenía ninguna solución mágica. Solo los mismos medicamentos, todo el tiempo.

El darme cuenta de esta limitación me obligó a comenzar a ser más responsable sobre la salud del pequeño Kincade. Al principio, fue terriblemente aterrador. Había trasladado esa responsabilidad a otra persona. Tuve una falsa sensación de seguridad porque esa persona llevaba una bata blanca, tenía una educación un poco más formal que la mía, y fue agraciado por la influencia incorporada de tener una sala de espera llena de otros niños enfermos y de padres desesperados.

He aprendido que ese es el primer paso para muchos de nosotros, o para todos, que nos enfrentamos a una crisis de salud. Es decir, agotamos las opciones de la medicina y la vemos desde esa posición en la que sabemos exactamente lo que está disponible. En ese punto no hay más mística, se acabó el encanto. Al igual que en *El mago de Oz*, el mago de la película queda expuesto como un fraude. O, peor aún, como en *El traje nuevo del emperador*, nos damos cuenta de que el emperador no está, de hecho, vestido con prendas elegantes, hermosas, sino que más bien está simplemente desnudo. Somos conscientes de que no podemos confiar en estos dioses de la cultura popular para salvarnos.

Y entonces el pánico se instala dentro nuestro. Ese médico era, después de todo, el hombre en el que deposité toda mi fe, la persona que se suponía iba a ayudar a mi hijo cuando estaba enfermo, el hombre con toda la educación y las respuestas.

Para aquellos que están frente a una crisis de salud, los aliento a que no se desanimen. Ese temor inicial dio paso, a lo largo de una larga curva de aprendizaje la cual espero tratar en este libro, a un sentido de empoderamiento. Con todo lo que escribo y enseño, trato de hacer que la curva de aprendizaje sea más corta para aquellos que deseen aprender.

Porque la buena noticia es: ahora sé cómo reconocer una crisis curativa. Sé qué alimentos son realmente nutritivos y cuáles no lo son. (Esa es la información que la gran mayoría de los norteamericanos no tienen. No se trata solo de que carecen de la autodisciplina o de que toman decisiones no apropiadas, sino que verdaderamente lo desconocen debido a la falsa y francamente perjudicial educación que han recibido). Yo sé cómo sanar y construir mi propio cuerpo y el de mis hijos con la nutrición. Sé cómo limpiar los órganos de eliminación siempre que sea necesario. Y lo más importante, sé cómo evitar la necesidad de todo eso, lo que reduce enormemente el riesgo no solo de las enfermedades degenerativas como el cáncer y las enfermedades cardíacas, sino también de simples resfriados y de la gripe, al comer de forma simple los alimentos que se encuentran en el nivel más bajo de la cadena alimenticia, todos los días.

Ahora no tengo miedo al cáncer ni a las enfermedades cardíacas; no tengo miedo de pasar un largo invierno con tos ni de enfermarme. Estas cosas simplemente ya no ocurren en mi casa. Son un recuerdo lejano.

Tuve no solo la oportunidad de obtener el aprendizaje y el conocimiento que ayudarían poderosamente e incluso sanarían a mi hijo, sino también de adquirir las herramientas que cambiarían la salud de mi familia para siempre. Fui bendecida con tres hijos más, todos con la misma debilidad genética inherente y la propensión a sufrir de asma. Ahora sé que una enfermedad autoinmune es una prueba de un par de generaciones de deterioro genético que conduce a problemas que pueden ser tratados con una fuerte nutrición. En las últimas generaciones, por el consumo de una gran cantidad de alimentos procesados y proteína animal, en realidad hemos alterado el ADN que pasamos a una generación más débil físicamente, posiblemente la más débil en la historia del mundo.

Sin duda fue un cambio radical entrar en mi despensa y tirar todos los envases Tupperware etiquetados como harina, azúcar, harina de maíz, espagueti, y volver a etiquetar esos envases con cosas de las que nunca antes había oído hablar: quinua, espelta, Kamut, avena. Y también llenar el refrigerador con productos agrícolas y arroz o leche de almendras en lugar de leche de vaca.

Estos son algunos de los beneficios cuantificables que he visto en mi propia salud como resultado de cambiar la dieta, lo mismo que enseño a hacer en este libro:

- El asma que sufrían mis hijos fue desapareciendo; nunca más necesitamos la receta de los esteroides ni asistir a la sala de urgencias o emergencias.
- Bajé las libras que arrastraba hace varios años y logré alcanzar mi peso ideal, fácilmente y sin dejar de comer o sufrir privaciones.
- He recuperado la energía que había perdido a mis 20 años y tengo más energía a los 42 que la que tenía a los 22.
- Ya no sufro de migrañas, que eran realmente temibles (el brazo derecho se me adormecía, no podía ver ni hablar durante varias horas).
- Necesitaba dos horas más de sueño por la noche, y ya no sufro más de insomnio crónico.
- Ya no necesito dormir siestas de 90 minutos durante las tardes, en las que parecía que entraba en estado de coma.
- Me levanto rápidamente de la cama todas las mañana, en vez de necesitar 20 minutos para arrastrarme fuera de ella.
- Los ataques de pánico y la ansiedad que había tenido desde la infancia desaparecieron (y regresan únicamente si como azúcar) y mi estado de ánimo es más estable, positivo y calmo.
- Nuestros problemas digestivos han desaparecido: todos nosotros somos totalmente regulares (nadie se ha constipado en 15 años), sin heces pesadas o malolientes, las eliminaciones son completas.
- Nadie se enferma, salvo por un ocasional resfrío leve (sin estreptococo, infección bacteriana, o gripe en diez años).
- Mis cuatro hijos crecieron fuertes y altos, y practican atletismo competitivo.

- Mis irregularidades menstruales desaparecieron, los síntomas del síndrome premenstrual disminuyeron drásticamente (ya no me siento tan irritable, no tengo calambres, ni erupciones).
- Aprecio a las personas de una forma más natural y pura, y soporto mis frustraciones estando en calma con las personas, incluso cuando tienen comportamientos negativos, ¡en vez de querer que me dejen en paz! Mis hermanos y padres hicieron comentarios sobre el drástico cambio que sufrió mi personalidad.
- Mis uñas perdieron las manchas blancas, crecieron rápidamente, y se volvieron fuertes y flexibles.
- Se redujeron mis antojos de alimentos no saludables (van desapareciendo con el tiempo, siempre y cuando no coma azúcar ni sal refinada).
- Las personas de la familia que tenían verrugas las han perdido (simplemente desaparecieron).
- Casi todos nosotros teníamos eccema, ya no sufrimos más de ella. La piel seca en el invierno desapareció cuando agregué el aceite de coco a nuestra dieta.
- Dos de nosotros sufríamos de fiebre del heno, que se redujo drásticamente y ya no necesitamos tomar medicamentos.
- Solía ser una mala corredora, odiaba correr; ahora deseo que llegue el momento en que voy a correr entre 15 a 20 millas por semana, y algunas veces corro en carreras.
- He envejecido mucho más lentamente que mis pares.
- Los médicos me han dicho que mis marcadores cardíacos se observan solo en atletas de triatlón, entre ellos el ritmo cardíaco en reposo a los 50, la presión arterial muy baja ¡y el colesterol total por debajo de 100!
- Solía usar anteojos en la universidad y, sin técnicas correctivas ni cirugía, ahora mi visión es de 20-15 (mejor que perfecta), con simples cambios en la dieta.

He sido bendecida con una gran mejora generalizada en mi salud y con la desaparición de los "síntomas" que manifestaban mi hijo y el resto de la familia. Pero hubo consecuencias aún mayores como resultado de la trayectoria que empecé en 1994. He encontrado una nueva misión en la vida: ayudar a otras personas a alcanzar una salud óptima. Lo que comenzó como una simple búsqueda para ayudar a mi pequeño hijo con asma ha tenido consecuencias de mayor alcance, que espero sean para bien.

Me he sentido llamada y obligada a compartir lo que he aprendido, y me han alentado a enseñar a otras personas, ya que he sido testigo de cómo miles de personas han logrado mejorar dramáticamente la salud gracias a que asistieron a mis clases, siguieron mi programa de *12 Steps to Whole Foods (Los 12 pasos hacia alimentos naturales),* vieron mis videos de YouTube y leyeron mis *blogs.* Aún más emocionante es para mí el salto cuántico que toma esta base de conocimientos cuando aquellos que siguen mi programa de 12 pasos en Green SmoothieGirl.com y los principios de este libro, se inspiran y lo transmiten a otras personas. Muchos de mis lectores me cuentan historias similares en sus propias vidas. A medida que mejoran su salud, pierden peso y comienzan a cumplir metas que tenían postergadas durante mucho tiempo. Además, otros notan la diferencia y preguntan cómo lo pueden hacer.

El viejo dicho Zen es que cuando un estudiante está listo, aparece el maestro. Y así sucede con la nutrición. Aquellas personas que padecen sufrimientos toman nota de la persona que está experimentando una salud vibrante y le preguntan cómo lo hace.

Esa es mi esperanza para usted, que ha dado un paso inteligente al leer un libro para aprender cómo cambiar la dieta y el estilo de vida radicalmente y para mejor, de la forma más fácil y para lograr el mayor impacto posible. Mi esperanza es que no solo logre experimentar los emocionantes resultados de revertir el envejecimiento, sino que posteriormente se convierta en líder y pueda enseñar su aprendizaje a otras personas. Muchas personas en este mundo padecen algún sufrimiento. Y ese sufrimiento es sumamente innecesario.

Pero comience por usted. No le puede atar una máscara de oxígeno a su acompañante en un avión, salvo que primero tenga colocada la suya. Como cultura, hemos perdido altitud en todo lo relacionado con la nutrición durante mucho tiempo. Es hora de enderezar el rumbo.

3

Qué hice para salvar la vida de mi familia

Escribí sobre la epifanía que tuve en el consultorio de un pediatra, en la que me di cuenta de que yo, y no el médico, tendría que hacer frente a los problemas de salud de mi familia. Podía sentarme y esperar a que los médicos resolvieran nuestros problemas de salud, pero eso sería vivir dentro de una mentira. Los médicos nunca resolverían los problemas de mis hijos. El día que tuve esa epifanía, vi todo muy claramente.

Al observar cómo las demás personas siguen la ruta médica desde hace muchos años, mi primera impresión ha sido confirmada reiteradamente. Ahora, me siento bendecida por haber sabido esto a tiempo y no después de 10, 20, o 30 años de depositar una fe excesiva en los médicos, ya que he visto cómo muchas personas confían en ellos y luego al final se desilusionan y, a veces, terminan gravemente afectadas por los tratamientos médicos.

Además de aprender sobre un puñado de hierbas y remedios naturales para las infecciones del oído y las infecciones virales y bacterianas, realmente no hice mucho más que adquirir un extenso conocimiento sobre la nutrición y cómo aplicar esos principios. El primer desafío fue revisar todas las falsas teorías de alimentos que existen. El mayor obstáculo para las personas que actualmente tratan de aprender sobre cómo alimentarse adecuadamente es el gran revuelo que causó la cultura popular sobre la *moda de la dieta de alto valor proteico*. Ese insidioso y peligroso asesoramiento de origen dudoso ha causado que millones de personas pierdan el verdadero, real y único camino hacia la masa muscular duradera, el control de peso, la reducción al mínimo del riesgo de enfermedades, la energía y el bienestar. Y es, de hecho, una moda pasajera. Seguramente va a desaparecer tan pronto como llegó. Por suerte, la dieta Atkins ya se está desvaneciendo en el olvido aunque todavía queda una tóxica obsesión con la proteína animal en nuestra cultura, como un enfermo vestigio de esa moda pasajera.

Ver claramente a través de todo el desorden de información existente le permite dejar de lado esas dietas que incluso no permiten los carbohidratos de alimentos saludables (como granos enteros) e imponen grandes cantidades de pollo, pescado y otras proteínas animales. Eso no solo es una dieta poco natural que nos lleva a comer alimentos que se encuentran en un nivel demasiado alto de la cadena alimenticia y a forzar la capacidad de la Tierra para proveer, sino que también es la causa inaceptable del desarrollo de enfermedades.

El proyecto de *El estudio de china* de Oxford-Cornell es el mayor estudio de nutrición en la historia, llamado el "Gran premio de la epidemiología" por el *New York Times*. Este estudio, realizado por dos de las más grandes instituciones de investigación en el mundo, fue financiado durante casi 30 años, incluyó a 6 500 personas y produjo cientos de resultados significativos en términos estadísticos. El principal descubrimiento es que las dietas con un alto contenido de proteínas animales (leche y carne) conducen a tasas elevadas de casos de cáncer, y de enfermedades cardíacas y autoinmunes.

La financiación para este proyecto de investigación masiva se obtuvo después de sorprendente hallazgos en animales. El investigador principal, el Doctor Colin Campbell, es una de las más destacadas autoridades en nutrición de los Estados Unidos. Creció en un rancho ganadero y creyó en el principio de que las dietas con bajo contenido de proteínas, eran dietas pobres. Al principio de su carrera, viajó a las Filipinas para estudiar casos de niños con cáncer de hígado, ya que evaluaba la posibilidad de que los niños pobres sin acceso a la proteína animal estuvieran excesivamente representados en el grupo de cáncer. De hecho, resultó lo contrario: Los niños relativamente ricos con acceso a la carne y los lácteos fueron los que contraían cáncer en números alarmantes.

Campbell pasó entonces a realizar estudios a ratones y ratas. Los ratones alimentados con una dieta que contenía un 5 % de caseína (proteína de la leche) superaron su expectativa de vida, corrían en las ruedas para hámsteres, eran delgados y vigorosos, y no contrajeron tumores. Los roedores alimentados con una dieta que contenía un 20 % de proteína animal murieron poco después de alcanzar el sobrepeso y de convertirse en perezosos; se negaban a correr en las ruedas para hámsteres y desarrollaban tumores cancerígenos. Ambos grupos fueron alimentados con un compuesto tóxico de aflatoxina, que es un iniciador del cáncer, ¡pero solo los que habían sido alimentados con proteínas de origen animal desarrollaron tumores cancerígenos!

Lo que posiblemente fue aún más fascinante y convincente es que, promediando el estudio, los investigadores modificaron las dietas. Los ratones con sobrepeso, plagados de tumores, pasaron a tener una dieta que contenía un 5 % de proteína animal. Los tumores se redujeron, los ratones sobrevivieron al grupo del estudio anterior con cáncer y se convirtieron nuevamente en delgados y saludables.

Por otro lado, a los ratones delgados que previamente habían sido alimentados principalmente con una dieta a base de vegetales (5 % de proteína de origen animal) se les cambió la dieta a una con un 20 % de proteínas de origen animal. Así fue que subieron de peso, desarrollaron tumores y murieron. Otros investigadores que no estaban relacionados entre sí realizaron el mismo estudio en otros lugares del mundo. De esa forma, se documentaron los más altos estándares de investigación, confiabilidad y validez. Es decir, los estudios se repitieron con resultados consistentes y, de hecho, los científicos obtenían la medición de lo que se proponían investigar, dado que el control de la variable era simple de obtener.

El Dr. Joel Fuhrman, médico, autor de *Comer para vivir* y otros libros, ha declarado que ¡ahora contamos con más pruebas de que la carne y los lácteos son la causa de enfermedades, de las que tenemos para probar que fumar causa cáncer de pulmón! Eso puede ser difícil de creer para algunas personas, hasta que se empieza a estudiar la enorme cantidad de evidencia empírica, de la cual el Proyecto Oxford-Cornell simplemente constituye el final del asunto. La intención de este libro no es cubrir el todo de ese torrente de datos, pero algunas de mis fuentes favoritas pueden ayudar a cualquier persona que sufre de disonancia cognitiva respecto de la afirmación de que las dietas a base de proteínas animales nos hacen enfermar.

Considere algunas de estas opiniones de personas muy calificadas de esta década, que revisan en detalle por qué los alimentos vegetales crudos, especialmente los alimentos de las plantas verdes, en lugar de la carne animal, constituyen la respuesta a nuestros problemas de salud:

- Doctor T. Colin Campbell, *El estudio de china* (2004)
- Joel Fuhrman, médico, *Eat to Live* (2003) [Comer para vivir] y *Disease-Proof Your Child* (2006) [Crie a su hijo a prueba de enfermedades]
- John Robbins, *The Food Revolution* (2001) [La revolución de la alimentación]
- Doctor Robert O. Young, *Sick and Tired* (2001) [Enfermo y cansado]
- Gabriel Cousens, médico, *Rainbow Green Live-Food Cuisine* (2003)
- Caldwell Esselstyn, médico

- John McDougall, médico
- Neal Barnard, médico

Para muchas personas, dejar de lado la idea de que tenemos que consumir proteína de origen animal para la salud es como cambiar de religión. Esas creencias han estado presentes de forma tan radical durante nuestra generación, que la creencia de que necesitamos "proteína" está profundamente grabada en nosotros.

Aun así, he visto a muchos consumidores extremos de carne de toda la vida cambiar sus dietas de manera radical hacia una dieta principalmente de alimentos crudos, a base de vegetales y comenzar a parecer personas totalmente diferentes. Logran ser más saludables, bajan de peso, se convierten en personas física y espiritualmente hermosas, con una piel más clara y una vitalidad que se hace notar entre las personas. El movimiento de dieta basada en vegetales crudos tiene tantos adeptos, principalmente por los resultados innegables que se presencian en personas joviales, que comen alimentos crudos y alcalinos desde hace muchos años. Eso incluye a la actriz Demi Moore, al autor de éxitos de ventas y el asesor personal Tony Robbins, la modelo Carol Alt, y mi amiga, la sobreviviente al cáncer de mama Shelley Abegg, quien tiene 50 años, pero parece de 30. No todos ellos comen dietas idénticas (Carol Alt come productos de origen animal crudos, por ejemplo, además de vegetales en su mayoría, y la dieta de Tony Robbins se centra en los alimentos alcalinos). Sin embargo, independientemente de esas diferencias, lo que todos ellos tienen en común es que comen alimentos, tales como frutas, vegetales y verduras de hoja, que son crudos, ricos en enzimas y repletos de poder, todos los días.

Así que abordemos lo que usted realmente quiere saber: en 1994 comencé a comer una dieta principalmente basada en vegetales. Hasta el día de hoy, como los alimentos que se encuentran en la pirámide a continuación. Se presentan en este orden ya que son, desde arriba hacia abajo, el ingrediente de mayor cantidad en la dieta hasta el ingrediente de menor cantidad. Esta dieta se centra en los alimentos que son más ricos en nutrientes, es decir, los más altos micronutrientes (vitaminas y minerales) para las calorías más bajas, además de pequeñas cantidades de grasas saludables.

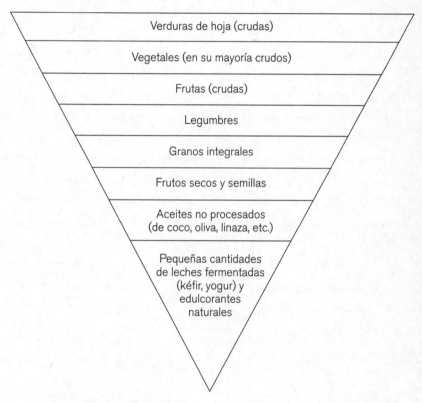

Esta puede parecer una dieta aburrida o restrictiva. Sin embargo, comprende cientos de alimentos que involucran miles de posibilidades para preparar recetas, incluso platos principales, ensaladas, aderezos, salsas, sopas, galletas, bocadillos, batidos y postres. En los últimos diez años, ha comenzado en la nutrición una muy emocionante era de la información: Hay miles de recetas disponibles, desde comidas *gourmet* (desde las más sencillas a las más complejas) que utilizan lo que se conoce ahora sobre la nutrición.

Al conocer esta información, se destraban los secretos de la salud con llaves que eran completamente inaccesibles para sus padres y abuelos, salvo que fueran lo suficientemente afortunados como para cruzarse con voces pioneras y solitarias de la contracultura, como Ann Wigmore o Bernard Jensen. Sus padres y abuelos aceptaron ciegamente los productos de Coca-Cola, Betty Crocker y Swanson, sin tener idea de cuáles eran las repercusiones que tenían para la salud.

Usted y yo fuimos bendecidos al vivir en un momento sin precedentes en la historia en el que la información nutricional masiva, basada en la ciencia real, ha convergido con los medios para obtener productos frescos y otros alimentos naturales. Durante miles de años, si bien muchas personas de la Tierra, no tenían acceso a los alimentos procesados, tampoco tenían acceso a alimentos frescos y saludables durante el invierno. Debido a nuestras circunstancias fortuitas, deberíamos ser las personas más sanas en la historia del mundo. Lo único que se interpone en nuestro camino son nuestras elecciones.

¿Cuáles serán sus opciones? Que esté leyendo este libro es una buena señal de que usted está en vías a capitalizar lo que se conoce en la era de la información acerca de cómo llegar a su potencial mental, espiritual y físico a través del estilo de vida.

4

¿Por qué las verduras de hoja?

Las verduras de hoja son muy probablemente los alimentos más precisos en términos nutricionales para satisfacer las necesidades de los seres humanos. Echemos un vistazo a los motivos por los que estas verduras son el alimento perfecto para nutrir todas las células, evitar riesgos y mantenernos delgados y enérgicos.

Proteína

Vamos a comenzar con la proteína, ya que la gente del mundo occidental está bastante preocupada por este tema (innecesariamente, debo añadir, ya que la naturaleza ofrece alimentos con proporciones absolutamente perfectas de proteínas, carbohidratos y grasa). Ciertamente se necesita proteína (junto con los carbohidratos y grasas) en nuestra dieta y es, de hecho, muy importante para aumentar la masa muscular y mantener la salud de los tejidos de todo el cuerpo.

Cuando les pregunto a los estudiantes de mis clases cuál es, caloría por caloría, el alimento más rico en proteínas, la carne de vaca o la espinaca, ellos detectan que la pregunta es tramposa, pero, por lo general, contestan lo que saben: que la carne roja, por supuesto, es la regla de oro de las proteínas. Pero no es cierto. La carne roja es una proteína "perfecta", pero eso no significa lo que el público asume que significa, que es de alguna manera *mejor* que, por ejemplo, las proteínas que se encuentran en abundancia en verduras y vegetales. Una proteína perfecta es simplemente una que coincide mucho con la carne humana. El tipo de proteínas que se encuentra en las verduras de hoja, como la espinaca, consiste en aminoácidos mucho más laxos, para los cuales el cuerpo tiene que trabajar un poco más para poder acumularlos.

Las personas se sorprenden continuamente al enterarse, por ejemplo, de que el brócoli y la espinaca tienen más de un 40 % de proteínas. Pero el contenido de proteína es solo uno de los motivos por los que las verduras de hoja son simplemente los alimentos más perfectos, nutritivos y que previenen enfermedades, en cualquier lugar del planeta Tierra.

He programado los ingredientes de mis batidos hecho con verduras de hojas de acuerdo con el cálculo calórico y nutritivo, y tienen un promedio de 9 a 10 % de proteína, que es ideal. El objetivo de un 20 % de proteína de Barry Sears (Zone Diet) y otros es el opuesto a lo que es natural, y es la cantidad de proteína presente en la dieta estándar estadounidense. Además, es la misma cantidad de proteína presente en la dieta de los grupos de ratas y ratones en *El estudio de China*, y en las personas con mayor riesgo de contraer enfermedades. Una proporción de 80 % de carbohidratos, 10 % de proteínas y 10 % de grasas es mucho más ideal y más acorde con lo que se encuentra en la naturaleza y con lo que es bueno para el consumo de los seres humanos.

Si busca aumentar las proteínas en sus alimentos vegetales por una razón específica relacionada con la salud, tenga en cuenta que la espinaca tiene el contenido más alto (42 % de proteína) y utilícela generosamente en sus batidos verdes (junto con una variedad de verduras). Trate de preparar los batidos con la menor cantidad de frutas posible, y considere hacer el batido sin frutas que se encuentren al comienzo del capítulo de recetas en el final de este libro.

Por supuesto que puede añadir proteína en polvo, aunque la mayoría de las proteínas en polvo a base de suero lácteo y de soja se fraccionan y se tratan térmicamente, y eso no es bueno para su salud. Muchos estudios en la última década demuestran que la soja no es el alimento saludable que durante muchos años pensábamos que era. Las formas integrales y fermentadas de la soja, utilizadas con moderación, probablemente sean apropiadas. El problema es que estamos siendo bombardeados con demasiada soja en forma de cepas procesadas (las partes del grano separadas del alimento). La lecitina de soja, las proteínas de soja y muchos otros derivados se encuentran en miles de presentaciones en la tienda de comestibles. Por favor, evite los polvos de proteína de soja. Y ya hemos hablado de cómo la caseína en el suero de la leche es la base de proteína utilizada en los estudios con animales de Campbell en *El estudio de china* que, en las proporciones típicas de las dietas de los estadounidenses, conduce a desarrollar cáncer, enfermedades cardíacas y muchas otras enfermedades más.

La mejor proteína en polvo, tanto para la nutrición como para el sabor, es la proteína en polvo de arroz integral fermentado de Sunwarrior, que se puede obtener en línea. Mi segunda opción sería el polvo de proteína de cáñamo, disponible en las tiendas naturistas, aunque es una opción con un contenido más bajo en proteínas, y un poco más arenosa. Por lo general, como un puñado de almendras germinadas, deshidratadas junto con mi batido verde para un almuerzo contundente, con un montón de proteínas.

Dudo que alguien sepa exactamente cuál es la dieta de Lance Armstrong, siete veces ganador del Tour de Francia. Pero si usted lee la historia escrita por su asesor de nutrición, conocerá algunas cosas.

En primer lugar, Armstrong come una dieta compuesta por un 70 % de carbohidratos, 15 % de proteínas y 15 % de grasas. A usted le costaría bastante intentar eso sin seguir una dieta basada principalmente en vegetales. Me pregunto si eso también habrá sido un factor para que el cáncer de Armstrong no vuelva a desarrollarse. En segundo lugar, el equipo tiene licuadoras turbo en el autobús para preparar batidos después de cada carrera. ¿Batidos verdes?

Además de la dieta basada en vegetales de Tony Gonzalez (ala cerrada de los Kansas City Chiefs), Salim Stoudamire (escolta de los Atlanta Hawks) y el campeón de la Ultimate Fighting, Mac Danzi, los siguientes atletas también eran vegetarianos:

- Bill Pearl, quien tuvo la carrera más larga y de mayor éxito en el fisicoculturismo;
- Martina Navratilova, quien dominó el tenis femenino durante 20 años y jugó durante 30 años;
- Edwin Moses, quien ganó 122 carreras a lo largo de diez años;
- Carl Lewis, quien ganó nueve medallas de oro en cuatro olimpiadas;
- Hank Aaron, quien tiene el récord de jonrones en el béisbol.

Una cosa que todos estos atletas tienen en común es la resistencia en sus deportes, mucho más tiempo que el profesional promedio. Esta es una prueba más de que los alimentos vegetales (especialmente crudos) son la fuente de la juventud, que proporcionan todos los compuestos nutricionales conocidos para retardar el envejecimiento y el mantenimiento de la energía de por vida.

La clorofila y las propiedades formadoras de sangre

Una de las razones por las que las verduras de hoja son alimentos poderosos es la energía de las plantas derivada de la clorofila, que es el equivalente en las plantas a la hemoglobina en los glóbulos rojos humanos. La clorofila neutraliza los olores corporales internos y el mal aliento, y reduce los radicales libres que causan el cáncer y todas las enfermedades degenerativas.

Calcio

Todo el mundo sabe que el calcio (en combinación con la vitamina D que se obtiene al permanecer una cantidad moderada de tiempo bajo el sol) fortalece los huesos. Muchas personas piensan que los productos lácteos son las mejores fuentes de calcio. De hecho, si bien los productos lácteos tienen un alto contenido de calcio, este no se encuentra biodisponible para los seres humanos. Los alimentos con mayor contenido de calcio y más utilizables por las personas son, por supuesto, las verduras de hoja. Las verduras que más tienen son la col forrajera, el perejil, el berro, las hojas de la planta diente de león, las hojas de remolacha y la col rizada.

Datos nutricionales inigualables

Las verduras de hoja son una fuente inagotable de enzimas, vitaminas y minerales. Son, onza por onza, los alimentos con mayor volumen de nutrientes del planeta, porque tienen el contenido más bajo de calorías y el contenido más alto en micronutrientes. Los científicos han descubierto recientemente una serie de tipos nutricionales de compuestos de micronutrientes, pero aún no sabemos cómo trabajan en conjunto para protegernos contra el cáncer y las enfermedades. Lo que sí sabemos es que las verduras de hoja, a diferencia de las vitaminas sintéticas, contienen los compuestos que reducen de forma sinérgica el riesgo que tenemos de padecer innumerables problemas de salud.

La mayoría de las verduras de hoja tienen un contenido extremadamente alto de vitaminas antioxidantes A, C y E que se unen y neutralizan los radicales libres. Son una fuente de ácido fólico que ayuda a prevenir defectos de nacimiento en los bebés, así como de magnesio, un nutriente que suele ser deficiente en el organismo. Sus colores oscuros muestran que son ricas en fitoquímicos, incluso más de 500 antioxidantes carotenoides, flavonoides e indoles, que trabajan en forma sinérgica para brindarle salud a las personas que comen verduras. Ningún suplemento puede proporcionar el equilibrio perfecto de la nutrición que los alimentos vegetales crudos contienen de forma natural.

Fibra

Millones de estadounidenses dependen de los suplementos de fibra de derivados químicos para compensar su dieta baja en fibra. (Las bebidas con sustancias químicas como el Metamucil no son iguales a la fibra natural de la planta, y pueden irritar y estimular en exceso el sistema digestivo del cuerpo). Esta es una tragedia con consecuencias épicas, no menor a la que está disparando las muertes por cáncer de colon. El colon gozará de buena salud si le proporcionamos, durante todo el día, una gran cantidad de fibra vegetal insoluble. Esa masa barre a lo largo de nuestro tracto gastrointestinal, como una escoba, y mantiene los tejidos limpios, de colores rosados y saludables.

La fibra es famosa por prevenir todos los tipos de cáncer y problemas digestivos, pero también reduce el colesterol y las enfermedades cardíacas, y controla el azúcar en la sangre al disminuir la absorción de azúcar en el torrente sanguíneo. Previene los cálculos biliares, disminuye el riesgo de la diabetes, aglutina el exceso de estrógenos y ayuda en la pérdida de peso al crear una sensación de saciedad y menor deseo de comer en exceso.

No se encuentran muchos alimentos con alto contenido de fibras como el de las verduras. La fibra insoluble funciona como una esponja en el intestino, y puede expandir, absorber y remover varias veces su propio peso en materiales tóxicos. Su importancia no se debe exagerar porque es la única manera que tenemos de remover las células muertas y muchos otros desechos a través del cuerpo en poco tiempo, y así evitar la descomposición y las células enfermas que son el resultado de la acumulación de alimentos sin digerir en varias partes de nuestro sistema digestivo y excretor.

Un cuarto de galón o más de un batido verde al día es una manera fenomenal de aumentar radicalmente la fibra en la dieta. Un cuarto de galón de batido debe proporcionar entre 12 y 15 gramos de fibra a su dieta. El estadounidense promedio consume solo 11 gramos de fibra al día, así que si está saliendo de la dieta estadounidense estándar, como mínimo va a duplicar el consumo de fibra al añadir solo este único hábito. La USRDA (o cantidades diarias recomendadas en los Estados Unidos) es de 30 gramos, aunque los estándares del gobierno son estándares de mínimo común denominador, bastante poco ambiciosos por motivos políticos. En realidad, usted necesita entre 50 y 70 gramos. No se deje intimidar por las cifras. Haga un aumento gradual pero, sobre todo, no se quede con la cantidad del estadounidense promedio de entre 10 y 15 gramos por día, ya que el riesgo de contraer enfermedades es muy alto.

5

¿Qué verduras elegir? ¿Por qué?

Los dos cuadros que aparecen en las siguientes páginas detallan la amplia variedad de contenido de nutrientes que hay en las verduras de hoja. Muestran por qué los primates en su hábitat salvaje no solo comen verduras, sino que comen la mayor variedad que tienen a su disposición. Debemos hacer lo mismo con nuestros batidos y ensaladas.

Quizá estas verduras de hoja no se encuentren en su dieta actual, pero deberían estarlo. Ahora, gracias a los batidos verdes, es fácil. Las verduras de hoja no son todas idénticas en términos de sabor o de nutrición, así que sea valiente y pruébelas todas cuando están en temporada y son asequibles.

Acelga

Me encanta la acelga, es mi verdura favorita para cultivar en mi huerta. Es una planta prolífica y es perenne, por lo que si el invierno la deja sobrevivir, tendrá algunas al comenzar la primavera también. La acelga arco iris queda muy hermosa en el jardín, y se puede cortar ya que crecerá nuevamente durante su larga temporada de crecimiento. Mucho después de que la espinaca haya dado sus últimos crecimientos, las plantas de acelga son productores pesados, y grandes contribuyentes en mis batidos verdes durante el verano y el otoño. Hay una gran variedad para elegir, incluso la acelga suiza verde o blanca con troncos parecidos al apio, la acelga roja, y la muy colorida acelga arco iris. La familia de la acelga es muy rica en vitaminas A y C. Use la acelga para preparar las siguientes bebidas: Batido increíble de uvas (One Really Grape Smoothie), Tentación de yogur de arándanos y manzana (Cranapple Yogurt Crave), Batido de kiwi y banana (Kiwi Banana Crush), y Puré de dátiles y peras (Pear Date Purée).

Berro

El berro crece en lugares agrestes y, como la mayoría de las plantas silvestres, eclipsa las plantas cultivadas por su nutrición: tiene tanta vitamina A como la zanahoria y el triple de calcio de las espinacas. También es rico en vitamina C y varias de las vitaminas del grupo B. Es picante y con sabor a pimienta, por lo tanto, puede usar un manojo en sus batidos verdes, pero combínelo con un poco de espinaca o con otras verduras de sabor suave como la col forrajera o la acelga. Pruebe las recetas Batido de ensueño de berro y aguacate (Watercress Avocado Dream), o Estupendo batido de verano con albaricoque y berro (Late-Summer Apricot Watercress Divine), que se describen en este libro.

Bok choy

Compro bok choy y bok choy bebé, así como la verdura de hoja verde yu choy con frecuencia y a precios muy económicos en un pequeño mercado asiático cerca de mi casa. Tienen un sabor suave y un alto contenido de agua. Choy boy es una verdura crucífera como el brócoli, que lo protege del cáncer con un compuesto llamado sulforafano, además contiene gran cantidad de vitaminas C y A. Pruebe el Repollo Cool-Aid (Cabbage Cool-Aid) o el batido verde asiático (Asian Green Smoothie) para utilizar el bok choy.

Porcentaje según USRDA de los minerales que se encuentran en 1 taza de verduras cocidas, excepto la lechuga romana (2 tazas, crudas) y el hinojo (1 taza, cruda). El símbolo – indica que la cantidad se desconoce o es insignificante.

VERDURAS	Proteínas	Calcio	Hierro	Magnesio	Fósforo	Potasio	Zinc	Cobre	Manganeso	Selenio
Verdolaga	1,7 g	9 %	15 %	19 %	4 %	16 %	1 %	7 %	18 %	1 %
Col rizada	2,5 g	9 %	7 %	6 %	4 %	9 %	–	10 %	27 %	–
Hojas de la planta diente de león	2,1 g	15 %	10 %	6 %	4 %	7 %	2 %	6 %	12 %	–
Hojas de col forrajera	2,1 g	23 %	5 %	8 %	5 %	14 %	5 %	–	54 %	–
Espinaca	5,35 g	25 %	36 %	39 %	10 %	24 %	9 %	16 %	84 %	4 %
Acelga	3,3 g	10 %	22 %	38 %	6 %	27 %	4 %	15 %	29 %	–
Hinojo	–	4 %	4 %	4 %	4 %	10 %	–	3 %	8 %	–
Hojas de nabo	1,6 g	20 %	6 %	8 %	4 %	8 %	–	18 %	25 %	–
Hojas de mostaza	3,2 g	10 %	5 %	5 %	6 %	8 %	–	6 %	19 %	–
Lechuga romana	1,8 g	4 %	7 %	–	5 %	9 %	–	–	36 %	–
Hojas de remolacha	3,7 g	16 %	15 %	24 %	6 %	37 %	5 %	18 %	37 %	2 %

Porcentaje según USRDA de los minerales que se encuentran en 1 taza de verduras cocidas, excepto la lechuga romana (2 tazas, crudas) y el hinojo (1 taza, cruda). El símbolo – indica que la cantidad se desconoce o es insignificante.

VERDURAS	Fibra	Folato	Riboflavina B2	Ácido pantoténico B5	Niacina B3	Tiamina B1	Vita A	Vita B6	Vita C	Vita E	Vita K
Verdolaga	–	3 %	6 %	–	3 %	2 %	43 %	4 %	20 %	–	–
Col rizada	2,6 g	4 %	5 %	–	3 %	5 %	192 %	9 %	89 %	6 %	1328 %
Hojas de la planta diente de león	–	3 %	11 %	1 %	3 %	9 %	144 %	8 %	32 %	13 %	724 %
Hojas de col forrajera	5,3 g	44 %	12 %	4 %	6 %	5 %	119 %	12 %	57 %	8 %	880 %
Espinaca	4,3 g	66 %	25 %	–	4 %	11 %	295 %	22 %	29 %	9 %	1110 %
Acelga	3,7 g	4 %	9 %	3 %	3 %	–	110 %	8 %	53 %	17 %	716 %
Hinojo	2,7 g	6 %	–	–	3 %	–	–	–	17 %	–	–
Hojas de nabo	–	43 %	6 %	–	3 %	4 %	85 %	7 %	59 %	14 %	524 %
Hojas de mostaza	2,8 g	56 %	5 %	–	3 %	4 %	85 %	7 %	59 %	14 %	524 %
Lechuga romana	1,9 g	38 %	7 %	–	3 %	7 %	58 %	3 %	45 %	–	144 %
Hojas de remolacha	4,2 g	5 %	24 %	5 %	4 %	11 %	220 %	10 %	60 %	13 %	871 %

Col rizada

La col rizada tiene propiedades nutricionales sobresalientes, ya que es una verdura crucífera relacionada con el brócoli, con muy alto contenido de fibra y una gran cantidad de calcio y vitaminas A y C. Por lo general, está dentro de la lista de los diez mejores alimentos nutritivos. Piense en cómo ella se encarga de arrastrar todo los desechos del tracto gastrointestinal, para limpiar y eliminar las células tóxicas y dañinas. Es un gran ingrediente en los batidos y tiene un sabor muy suave. Usted disfrutará de todas las variedades: col de color negro (lacinato), col rizada (dinosaurio), col roja rusa, col italiana y la col rizada con flor. Pruebe estas recetas para usar las hojas y los tallos enteros de la col orgánica: Batido verde con poca fruta, o sin fruta, de Laura (Laura's No-Fruit Green Smoothie); Tónico de col rizada y tangelo (Kale Tangelo Tonic); Batido de col rizada negra y mora (Black Kale Blackberry Brew); Estupendo batido de verano con albaricoque y berro (Late-Summer Apricot Watercress Divine); Poción de granada (Pomegranate Potion); Batido de bayas de goji (Gobs of Goji); Batido de coles de Bruselas (Red Brussels), y Refresco de chocolate orgánico (Green Chocolate Cooler).

Espinaca

La espinaca es tan versátil que la uso en la mayoría de mis batidos verdes. Es suave y agrega un sabor agradable al mezclarla, por lo tanto, es mi primera opción para iniciar a las personas, especialmente a los niños, en el hábito de los batidos verdes. Su contenido tiene más del 42 % de proteína y una porción al día proporciona los requerimientos diarios de ácido fólico, además de un montón de hierro y vitaminas A, C y E. También es fácil de encontrar durante todo el año y de bajo costo en bolsas de 40 onzas en Costco. Por lo tanto, cuando inicie su nuevo hábito, siempre tenga en cuenta la espinaca que tiene a mano, para abastecerse o no, cada vez que se detiene en una tienda de comestibles. Dado que tiene un alto contenido de ácido oxálico, que puede unirse al calcio y el hierro, utilice una variedad de verduras de hoja en lugar de solo espinaca. Sin embargo, en un estudio de investigación se explica que cuando los alimentos que contienen oxalatos se mezclan, eso hace que los oxalatos sean inocuos. He comido puñados de espinaca al día durante 15 años sin que eso causara efectos nocivos en mi salud. Muchas de las recetas que aparecen al final de este libro incluyen espinaca, a menudo en combinación con otra verdura de hoja verde de sabor más fuerte.

Grelo (brócoli rabe)

Puede obtener esta verdura de hoja verde, con sus tallos, hojas y pequeños floretes, en los mercados italianos o asiáticos, y aunque está relacionado con el brócoli, no forma parte de la planta de brócoli. Es bastante amargo, por lo tanto, añádalo en pequeñas cantidades a su batido verde hasta que lo pruebe, para comprobar si es seguro añadir más cantidad. Es una verdura crucífera como el brócoli, lo que hace que sea un alimento con la mayor clase de compuestos que combaten el cáncer. Puede utilizar este ingrediente en la receta con brócoli (Broccoli Blitz). Pruebe también el brócoli bebé (una especie de híbrido entre la flor y la hoja del brócoli) y las hojas de la parte superior de la raíz vegetal del colinabo, cuando los pueda obtener.

Hojas de col forrajera

Las personas piensan que la col forrajera es para los sureños, quienes la fríen en grasa de tocino. En un batido, se puede aprovechar la increíble nutrición de este poderoso vegetal sin destruir los nutrientes por la cocción o el agregado de grasa. Su perfil de nutrientes es aun mejor que el del brócoli y la espinaca, con una gran cantidad de vitamina B, calcio, vitamina C y beta-caroteno. Siéntase libre de utilizar los largos tallos en batidos para agregar un gran aporte de fibra a su dieta. La col forrajera tiene un sabor suave y constituye un elemento básico de mis batidos. Eso lo puede comprobar gracias a las muchas recetas que encontrará con coles. Lea estas recetas al final del libro: Batido verde con poca fruta, o sin fruta, de Laura (Laura's No-Fruit Green Smoothie); Refresco sureño de sandía, nabo o col forrajera (Southern Turnip-Collard Watermelon Cooler); Batido de bayas de goji (Gobs of Goji); Tentación de yogur de arándanos y manzana (Cranapple Yogurt Crave); Rock de hojas rojas (Red Leaf Rocks); Aloe y manzana (Aloe y Apple), y Batido verde latino (Latin Green Smoothie).

Hojas de la planta diente de león

Usted la arranca de su patio, incluso la odia, pero ¿sabía usted que este alimento proporciona un gran aporte nutricional a sus batidos verdes? Recójala de los campos sin pulverizar, no a la vera del camino, y añádala en cantidades más pequeñas a su batido, ya que las hojas de la planta diente de león pueden tener un sabor amargo, especialmente si se las corta después de que la planta florece. Las recetas con este manjar "gratuito" al final del libro son las siguientes: Batido explosivo de sodio y hojas de diente de león (Sodium Dandelion Blast), y Delicioso batido con hojas de diente de león (Dandelion Delight).

Hojas de mostaza

Se trata de una verdura de hoja verde que muy probablemente adorará u odiará. Me encanta porque tiene algunas cualidades de la mostaza, una especie de sabor fuerte y picante. No agregue demasiada cantidad a su batido verde, pero téngala en cuenta como otra manera de conseguir variedad de nutrición y sabor. Pruebe la receta llamada Mambo de hojas de mostaza (Mustard Green Mambo) que se encuentra en este libro.

Hojas de nabo

Si le gustan los nabos, también le gustará el sabor de las hojas de nabo. Al igual que las hojas de mostaza, tienen un gusto fuerte, pero no son tan picantes. Tienen más calcio que otras verduras y también son ricas en vitaminas A y E, potasio y hierro. Me encanta usar las hojas tiernas de los nabos bebé que obtengo gracias a la agrupación denominada Agricultura sostenida por la comunidad. Para poder usar este alimento, pruebe la receta Refresco sureño de sandía, nabo o col forrajera (Southern Turnip-Collard Watermelon Cooler) que se encuentra en este libro.

Hojas de remolacha

Una razón por la que me gusta sembrar remolacha en mi huerta es que no solo me encanta la raíz, sino que es un alimento que tiene un beneficio adicional, porque las hojas y los tallos que crecen sobre el suelo son perfectos para los batidos verdes. Hay demasiadas personas que descartan este valioso alimento porque no saben qué hacer con él, o porque ni siquiera saben que es comestible. Se puede cortar solo una parte de los tallos y dejar crecer la raíz de la remolacha bajo tierra. Solo corte una o dos de las hojas más grandes, las que están cerca del suelo. No son amargas y son muy robustas; le recordarán a la propia remolacha, pero con forma verde. Son muy ricas en hierro, calcio y vitamina C. Véase la receta del batido dulce de remolacha (*Sweet Beet Slam*) para conocer una manera de utilizar la remolacha.

Lechuga y verduras para ensaladas

Las lechugas pueden incluir la lechuga romana, morada y verde, mantecosa, hoja de roble, repollada (*iceberg*), pamplina, de minero, y más: demasiadas variedades para mencionar. Todas son ricas, aunque la lechuga repollada o *iceberg* es menos nutritiva, yo recomendaría que busque las opciones más verdes y las más coloridas ya que, en términos generales, cuanto más verde sean, mayor nutrición aportan. Tenga en cuenta también las variedades más resistentes y las más picantes de verduras de hoja como rúcula, berro, canónigos, mizuna, escarola y achicoria roja. *Mesclun* es la palabra para expresar una mezcla de semillero o de verduras y lechugas bebé. Los valores nutricionales varían significativamente, pero la clave está en incorporar una amplia variedad. Las lechugas tienen un sabor suave y por eso sirven para preparar un licuado muy agradable. Muchas recetas de este libro incluyen lechugas, incluso para preparar los siguientes batidos: Rock de hojas rojas (Rocks Red Leaf), Grandioso batido de hojas de lechuga mantecosa (Glorious Green Leaf Butterhead Brew), Refresco de chocolate orgánico (Green Chocolate Cooler) y Batido con semillas de chía (Chia Choice).

Repollo

Tiene muchas variedades para elegir, con diferentes tipos de todo el mundo. Muchos de mis favoritos, incluso el bok choy bebé, se encuentran en los mercados asiáticos y no en el típico mercado estadounidense. El sulforafano en estas verduras crucíferas está bien documentado dado que combate la formación y el crecimiento de tumores cancerígenos. Utilice repollo verde, colorado (o púrpura) o repollos "sin cabeza", tales como la col rizada o el repollo negro. Las recetas de este libro que quedarían muy sabrosas con repollo son las siguientes: Batido explosivo de remolacha (Beet Blast), Mezcla de semillas de melón (Melon-Seed Melange), Refresco de repollo (Cabbage Cool-Aid), Estupenda mezcla de frambuesas y achicoria (Red Raspberry Radicchio), Batido verde asiático (Asian Green Smoothie) y Gran cóctel de repollo negro (Big Black Cabbage Cocktail).

Rúcula

Soy adicta a esta crucífera verde de sabor a pimienta; se me hace agua la boca literalmente cuando pienso en su sabor. Es muy suave, y sabe parecido a la mostaza, la pimienta y la nuez. Es lo más parecido a los berros, con un sabor más suave que el del nabo, las hojas de la planta diente de león y las hojas de mostaza, sabores que considero como los más amargos. Se come a menudo en Italia, donde crece de forma silvestre. Es muy rica en calcio, vitamina C y beta-caroteno. Queda muy bien en ensaladas, y también se utiliza en la preparación del batido intenso de rúcula y arame (Arugula Arame Attack).

Verduras silvestres

Las hierbas silvestres que crecen en su patio trasero pueden tener un alto valor nutritivo, pueden ser divertidas y, lo mejor de todo, una fuente gratuita de ingredientes para los batidos verdes. Puede buscar en Google fotos de estas plantas que son comestibles y luego llevarlas a la licuadora: la pamplina, unas pocas variedades de cenizo, verdolaga, cardo (me di cuenta que este último da cosquillas en la garganta de aquellos que lo beben, por lo que lo uso con cautela al principio), lengua de vaca, hojas de la planta diente de león, gloria de la mañana y amaranto. Puede dar un paseo por la naturaleza con un experto en plantas para encontrar estas hierbas silvestres o comprar uno de los tantos libros disponibles (si no le alcanza con buscar las fotos en Google). Evite recoger las hierbas silvestres que se encuentran junto a las carreteras que reciben constantemente el humo de los caños de escape o a los campos que han sido rociados o se encuentran junto a los lugares que se pulverizan. ¡Pruebe el Modelo de receta para batidos verdes de Robyn o el Batido de jardín con todo + el fregadero (Everything + the Kitchen Sink Garden Smoothie), que se encuentran en este libro para usar cualquiera de las plantas silvestres comestibles que pueda encontrar!

6

¿Por qué beber batidos verdes?

Usted dirá: "Batidos, gran cosa". Ciertamente yo no inventé el concepto. Seguramente ya los había probado. Pero, en el pasado, creía que los batidos eran como un licuado congelado de frutas. El objetivo de beber batidos verdes es aprovechar los nutrientes de las verduras para agregar alimentos a sus brebajes que ya sabe que son buenos para su salud, pero quizás rara vez los incorpora a su dieta. Si es necesario, comience por agregar más fruta y menos verduras de hoja, pero luego vaya añadiendo más verduras hasta alcanzar el contenido máximo de vegetales. Recuerde, ese es el objetivo.

Los batidos ofrecen tantos beneficios que los he descrito aquí, al estilo de Letterman (pero en ningún orden en particular), como las diez razones más importantes por las que debería considerar incorporar este hábito de diez minutos al día para lograr un cambio de estilo de vida.

1. Comerá verduras muy nutritivas que no acostumbraba comer o que, tal vez, nunca antes había comido.

¿Cuándo fue la última vez que comió un gran plato solo de col forrajera, acelga, hojas de zanahoria y apio? ¿Alguna vez probó esos alimentos? ¿Especialmente al natural, sin salsa ranchera? Las hojas de mostaza, la rúcula, las hojas de nabo, las hojas de la planta diente de león, las hojas de remolacha y la acelga no se incluyen en muchas ensaladas, incluso para los más conscientes de la salud entre nosotros. Tampoco comen suficientes verduras la mayoría de los partidarios de los alimentos crudos.

El tiempo justo para masticar el plato de verduras antes descrito tomaría 30 minutos, y agregue el tiempo necesario para prepararlo. Pero esos ingredientes y otros más se incluirán en sus batidos verdes todos los días.

Yo bebo un cuarto de galón, y mis hijos beben una pinta, todos los días. Puede preparar los batidos con anticipación y dejarlos en el refrigerador para tomarlos en la merienda o como un aperitivo. Se pueden almacenar hasta por 48 horas, solo hay que agitarlos muy bien antes de beberlos.

2. No hay que usar aderezos con alto contenido de grasas ni químicos para digerirlos.

Otro de los beneficios de un batido frente a una ensalada es que todos los ingredientes de los batidos verdes son alimentos vegetales naturales, de bajas calorías y poca o ninguna grasa añadida. La grasa que usted agregue será de fuentes de origen vegetal, de calidad superior. Muchas personas no son conscientes de que los aderezos para ensaladas que se compran en la tienda están llenos de productos químicos tóxicos como la letal excito-toxina, el glutamato monosódico (compuesto químico que tiene muchos nombres y por eso quizá no lo reconozca en la etiqueta), el edulcorante refinado, el jarabe de maíz con mucho contenido de fructosa, la sal refinada y los aceites refinados rancios como el de la soja y otros aceites vegetales. Por esos motivos, muchas ensaladas tienen un valor calórico muy alto e, incluso, contienen algunos de los ingredientes que se encuentran en la comida chatarra. Un hecho aberrante es que las ensaladas de McDonald a veces contienen tantas calorías como sus otras comidas.

3. Comerá de la forma en la que Dios o la naturaleza siempre ha intentado que usted coma; es decir, de forma similar a la que comen los animales relacionados con los seres humanos.

Victoria Boutenko estudió los hábitos alimenticios de nuestros parientes más cercanos, los grandes primates. Ya que compartimos el 99,4 % de nuestro ADN con nuestros primos, los primates, haríamos bien en observar lo que ellos hacen en la naturaleza, impulsados por el instinto. (Limitación de responsabilidad: esto no es un respaldo a la teoría evolutiva o a cualquier negación de la idea de que Dios creó el mundo. Se trata simplemente de relacionar la ciencia de nuestra semejanza con los primates).

Por supuesto, los primates son en gran parte vegetarianos y comen una dieta de verduras principalmente. Los gorilas no se comen todo un árbol en un día; más bien, cada día comen un poco de una amplia variedad de verduras. En su ambiente natural y comiendo lo que el instinto les pide, los gorilas desarrollan pocas o casi ninguna enfermedad degenerativa. Hemos perdido nuestro instinto de comer alimentos vegetales naturales, ya que hemos estado comiendo alimentos procesados artificiales por varias generaciones. Por este motivo, estamos muy influenciados por los químicos que se encuentran en esas comidas y que nos provocan una adicción por los alimentos dañinos y una aberración por los alimentos saludables, que, por otro lado, nos parecen desagradables, tediosos o aburridos para comer. (Afortunadamente, incluso si eliminamos esos alimentos dañinos por un corto período de tiempo, por lo general, nos permite volver a nuestros instintos originales).

4. Una licuadora de alta potencia rompe las paredes de celulosa mejor de lo que lo hacen sus propios dientes y hace que los nutrientes estén disponibles y sean predigeridos inmediatamente.

Boutenko recomienda intentar el experimento de masticar la ensalada al máximo: justo antes de que normalmente se la trague, sacarla de la boca y observarla. Para ser digeribles, los alimentos tienen que estar totalmente descompuestos en partículas diminutas, tipo "crema" como lo hacen fácilmente los primates de paladar amplio con fuertes mandíbulas, sin ningún tipo de "trozos" a la vista.

Es probable que al observar, vea un bocado de verduras destrozadas, que ni de lejos parece "cremoso". Eso es porque en las últimas generaciones, nuestros paladares se han reducido (de ahí el ascenso meteórico en el trabajo de ortodoncia, los que practican esta disciplina cada vez trabajan más y más para ensanchar el paladar de los niños). Nuestras mandíbulas se han debilitado. Ya no podemos triturar por medio de la masticación de los alimentos más importantes en nuestra dieta, las verduras.

El problema es que durante las últimas generaciones hemos involucionado como especie por comer una dieta de comidas cada vez más suaves (procesadas). Los padres de la generación actual protegen a sus hijos de tener que masticar mucho, o casi nada. Muchos pelan la cáscara de las manzanas de sus hijos, incluso después de que los niños tienen una dentición completa. ¡Algunos de mis amigos incluso le sacan las costras de los sándwiches de pan blanco para sus hijos!

Las fibras vegetales están completamente ausentes en las dietas de los niños modernos cuando sus músculos se están desarrollando. Un niño de mente abierta dispuesto a comer una ensalada es probable que apenas pueda masticar los alimentos antes de tragar y, si bien la fibra insoluble también es beneficiosa, sin duda el cuerpo simplemente no puede descomponer y utilizar los nutrientes de las verduras que no se mastican completamente.

Se ha demostrado que las verduras licuadas facilitan la absorción de nutrientes. Las canas, por ejemplo, son un signo de deficiencia de minerales. Ann Wigmore, una pionera del jugo de hierba de trigo, se hizo famosa por recuperar el color de su cabello gracias al consumo de verduras licuadas.

Tal vez usted no puede dar marcha atrás a la "involución" de la mandíbula. Pero la buena noticia es que, si bien aun así recomiendo comer ensaladas y masticar bien sus ingredientes, una licuadora de alta potencia descompone las verduras hasta dejarlas como una crema, es decir que las digiere previamente, para que usted las ingiera. En realidad, descompone y rompe las paredes de las células, lo que hace que los nutrientes sean altamente biodisponibles al consumirlos inmediatamente después de haberlos procesado en la licuadora. Lo único que tiene que hacer con el batido verde es "masticarlo" completamente en la boca (aunque ya sea suave y líquido) para aportar los jugos y las enzimas digestivas importantes de la saliva antes de que ingrese al estómago.

5. La preparación de los batidos verdes es la tarea de mayor impacto que puede realizar en su cocina: el mejor uso de su tiempo.

La preparación de un batido hecho con verduras de hojas es cuando podrá sacarle mayor "provecho al dinero" y obtener el mayor "retorno de inversión" del tiempo dedicado a la preparación de alimentos. La primera vez que lo medí no podía creer la cantidad de verduras que contiene un cuarto de galón de batido: 15 porciones completas de verduras y frutas crudas y 12 o más gramos de fibra (de acuerdo con los ingredientes), incluso con el 25 % de agua que se agrega al batido. Eso constituye el 150 % de la ingesta sugerida de frutas y verduras según USRDA para todo un día. (Creo que las recomendaciones son muy bajas y están muy influenciadas por las industrias de alimentos procesados, de la carne y de los productos lácteos). Cuando haga su primer batido verá que la montaña de verduras se mezcla hasta que forma un paquete muy compacto, bebible y nutritivo.

Las ensaladas implican el proceso de cortado. Los batidos verdes preparados en una licuadora de alta potencia no lo necesitan. Las recetas de alimentos crudos implican pelar, cortar, arreglar y, a menudo, muchos otros pasos. Los batidos verdes implican agarrar todo lo que está en el refrigerador, arrojarlo en una licuadora y luego verterlo en una jarra. Simplemente no podría ser más sencillo. No necesita saber de la cocina *gourmet* para prepararlos, incluso las personas que no saben nada de cocina pueden prepararlos fácilmente.

Una vez le enseñé a preparar batidos verdes a un padre soltero con quien estaba saliendo. Él trabajaba muchas horas y vivía en una ciudad donde tenía que hacerse cargo de sus hijos, unos niños activos y atléticos. Además, no tenía otros familiares en la zona que lo ayudaran con el cuidado de los niños. Era el prototipo del padre estadounidense con exceso de trabajo, para quien cada minuto se mide en términos de impacto. (En realidad, él es australiano, ¡pero tienen los mismos problemas que los norteamericanos!). Él me dijo: "Soy el estereotipo de persona que necesita tu programa. Y soy capaz de hacer *eso*". Sus hijos bebieron el primer batido verde y, luego, corrieron hacia el patio haciendo volteretas y corriendo en círculos mientras gritaban: "¡Puedo ver mejor! ¡Puedo sentirlo!". Nosotros dejamos de vernos, pero él continuó preparando batidos verdes y participó de la investigación que se incluye al final de este libro.

6. Hay más enzimas vivas en los licuados verdes que en cualquier otro alimento.

Beber un cuarto de galón de batido verde al día aborda lo que creo es el principal problema de insuficiencia en la dieta estadounidense:

la *falta de enzimas*. Las enzimas son catalizadores para todas las funciones corporales, incluso en la digestión. Las enzimas digestivas descomponen los alimentos para el almacenamiento y, si bien los órganos del cuerpo pueden producir las enzimas digestivas necesarias, por lo general, esos órganos se agotan cuando una persona come una dieta occidental típica de alimentos muertos y procesados. Usted tiene, como mucho y de acuerdo con la mayoría de las estimaciones, alrededor de 30 años de capacidad de producción de enzimas. Comer alimentos crudos, especialmente verduras de hoja que tienen enzimas intactas, le da energía que no agota su capacidad enzimática limitada. (Y no estoy incluyendo la lechuga repollada (iceberg) en la categoría de verduras de hoja porque es un alimento con poco valor nutritivo en comparación con otras lechugas, y para los seres humanos no es fácil de digerir, así que le sugiero que gaste su dinero en otras verduras para sus batidos).

Las enzimas se conservan cuando los alimentos no se calientan por encima de 116 grados, y para estar segura, trato de dejarlos a 105 grados o menos, para deshidratar o licuar alimentos. Beber un cuarto de galón de batido verde a diario constituye un gran avance para brindarle a su cuerpo las enzimas que necesita para digerir otros alimentos cocidos.

El doctor Edward Howell tardó 20 años en escribir *Enzyme Nutrition: The Food Enzyme Concept* (*Enzimas en la nutrición: el concepto de las enzimas de las comidas*) después de estudiar las enzimas durante varias décadas de su carrera en medicina. Estamos comiendo tanta comida muerta para la que no estamos diseñados, y eso lleva a desarrollar todas las enfermedades degenerativas que abundan estos días: enfermedades autoinmunes, cáncer, problemas cardíacos y otras más. Howell dice que la enfermedad comenzó cuando el hombre descubrió el fuego y empezó a matar las enzimas de los alimentos con él.

La ley fundamental de la biología que explica Howell es que cuando le exigimos a nuestro cuerpo producir enzimas para digerir nuestra comida, al comer alimentos sin sus propias enzimas, estamos quitando las necesidades más importantes para la actividad de la enzima en los procesos metabólicos. Eso ocurre en cada transacción que se realiza en cada uno de los órganos. Y el resultado de quitar enzimas de donde deben estar es el daño celular, el desgaste, el envejecimiento y, en última instancia, la muerte temprana. Este fenómeno de quemar nuestros recursos naturales se manifiesta como una enfermedad. Todas estas tragedias son totalmente evitables si comemos alimentos que contengan enzimas.

Howell describe tres tipos de enzimas que necesitamos: enzimas *digestivas*, que digieren los alimentos, enzimas *metabólicas*, que ejecutan todas las funciones de nuestro cuerpo, y las enzimas de los *alimentos* crudos, que comienzan el proceso digestivo. Entonces, ¿cuáles son las enzimas que están involucradas en la digestión?

La amilasa, que digiere los carbohidratos y se concentra en la saliva. *La proteasa*, que digiere las proteínas y que se encuentra concentrada en el estómago. *La lipasa*, que digiere las grasas y la fabrica el páncreas (junto con cantidades adicionales de amilasa y proteasa).

Las enzimas *exógenas* de los alimentos (que provienen del exterior del organismo, de los alimentos crudos o de los suplementos de enzimas) son fundamentales porque el organismo necesita que las enzimas *endógenas* (es decir, las que fabrica el páncreas) se ocupen de los procesos metabólicos. Cuando el cuerpo tiene que producir enzimas digestivas concentradas porque el alimento no tenía sus propias enzimas vivas, la persona es la culpable de forzar la preciosa actividad enzimática para hacer el trabajo de la digestión y, al mismo tiempo, pretender que ese alimento se metabolice correctamente. Los resultados abarcan todos los efectos causados por las enfermedades debido al agotamiento de los recursos limitados en los lugares equivocados.

Lo que la mayoría de nosotros aprendimos en las clases de biología cuando éramos jóvenes no es del todo correcto. Es decir, nos enseñaron que las 3 000 enzimas descubiertas (y probablemente muchas más por descubrir) son catalizadores, las chispas necesarias para cada acción y reacción en el cuerpo. Ellas son, de hecho, catalizadores en las actividades químicas (en este caso, en los seres vivos). Pero esa no es toda la historia, porque las enzimas son más que eso. Las enzimas tienen otras funciones *biológicas* más allá de la función química de catalizador neutral. Contienen proteínas, y algunas contienen vitaminas. Además, ellas se desgastan y son evacuadas de forma rutinaria por los órganos de eliminación. Cometemos un error verdaderamente fatal al creer que las podemos perder de forma indiscriminada.

La mejor manera de permanecer joven y evitar hacer uso de nuestro precioso recurso de fabricación de enzimas es a través del mayor consumo posible de vegetales crudos, especialmente las verduras de hoja, en cada comida. Las verduras de hoja son los alimentos con más alto contenido de enzimas que se pueda comer.

7. Los batidos conservan toda la fibra de la planta, sin la destrucción masiva, en comparación con los jugos.

Muchos de nosotros "fanáticos de la salud" tenemos un exprimidor de jugos Champion, Jack LaLanne, u Omega, acumulando polvo en un armario que nos hace sentir culpables. Hemos preparado jugos esporádicamente. Esas herramientas anticuadas de cocina hacen un lío enorme y nos hacen perder un montón de tiempo para limpiar y guardar tantas piezas frágiles, por eso, he encontrado en el sondeo informal que en realidad nadie tiene la costumbre de preparar jugo, todos los días, a largo plazo, incluso aunque podamos recibir beneficios para la salud. Una licuadora de alta potencia le permite aprovechar todas las ventajas de muchos alimentos vegetales sin desechar la mayor parte de la planta. Además, con los mismos nutrientes que un vaso de jugo de zanahorias, contiene el azúcar de varias zanahorias pero sin la fibra, por lo que no hay nada que pueda disminuir la absorción del azúcar en el torrente sanguíneo.

Los batidos verdes están llenos de fibra vegetal insoluble. La fibra vegetal insoluble es el mejor mecanismo de limpieza corporal: realiza la limpieza de más de 30 pies de su tracto digestivo. Piense en las verduras de hoja como un pequeño hombre verde musculoso: puede sacar de su cuerpo varias veces más que su propio peso en compuestos tóxicos, los que llegaron a través de los alimentos, el aire, el agua y el estrés. Ninguna cucharada del químico reducido Metamucil puede hacer lo que la fibra natural de las plantas puede hacer. (De hecho, Metamucil puede irritar el colon).

Después del déficit número uno descrito anteriormente, las enzimas vivas, perfectamente concentradas en los batidos verdes, el déficit número dos en la dieta occidental es la *falta de fibras vegetales en general en la dieta*. Debido a que la fibra se extrae de los alimentos refinados, los estadounidenses consumen un promedio de entre 11 a 14 gramos por día (usted puede obtener esa cantidad o más solo en un batido verde) y la cantidad recomendada según USRDA es de 25 a 30 gramos.

Recomiendo firmemente que la cantidad ideal sea por lo menos de 40 a 50 gramos. Un chimpancé en su hábitat natural (librado a sus propios artificios para elegir su dieta) ¡come 300 gramos por día! Al igual que con muchas otras cosas, la Administración de Medicamentos y Alimentos (FDA, por sus siglas en inglés) y el Departamento de Agricultura de los Estados Unidos (USDA, por sus siglas en inglés) ceden ante los intereses de las industrias de la carne y los lácteos y esconden la verdad para apaciguar a esas industrias y evitar agobiar a "la clase media estadounidense". Por supuesto, beber un cuarto de galón de batido verde a diario aborda además el problema crítico de la falta de fibra vegetal.

La fibra reduce el nivel de colesterol en la sangre y estabiliza el azúcar en la sangre. Previene las hemorroides, el estreñimiento y todas las enfermedades del colon. Comer mucha fibra vegetal es lo mejor y, en definitiva, la única manera de evitar el cáncer de colon, la principal causa de muerte y miseria en los EE. UU. La fibra vegetal insoluble, si bien no se digiere, es fundamental para la eliminación de toxinas, incluso metales, del cuerpo. Se encuentra en las verduras de hoja en grandes cantidades, así como en vegetales, frijoles, granos enteros, legumbres, frutos secos y semillas.

8. Los batidos verdes son rápidos de preparar y rápidos para comer.

Me encanta que los batidos verdes sean "comida rápida" pero saludable, ya que estas dos características no se dan en la misma comida muy a menudo. Adoro hacer ensaladas para servir en las comidas y aumentar aún más el consumo de verduras y hortalizas. Pero, a diferencia de una ensalada, puedo preparar un batido verde la noche anterior y guardarlo en una jarra en el refrigerador. Cuando me voy al trabajo, agarro el batido, un sorbete y una servilleta, y los pongo en una lonchera aislante con un líquido refrigerante que se puede volver a congelar. Sus compañeros de trabajo definitivamente van a decir: "¿Qué es eso?" si es que usted lo bebe abiertamente como yo, siempre con la esperanza de convencer a alguien más de adoptar este hábito. (Si es tímido, puede ocultarlo en un termo). Pero si usted responde con entusiasmo y da un testimonio sobre los beneficios para la salud que ha experimentado, alguno de ellos le preguntará más tarde la manera de hacerlo. (A menudo, suelo ofrecer mi batido verde a extraños, con un sorbete extra, y digo: "Pruébelo").

Lleve uno a trabajar al día siguiente para su compañero de trabajo, y difunda este hábito saludable como su buena acción del día. Muy pronto todas las personas de la oficina estarán convencidas de su eficacia. A las personas les encanta una demostración en vivo si es que usted está dispuesto a poner su licuadora de alta potencia y las verduras a trabajar. He proporcionado instrucciones muy detalladas en mi "modelo de receta", y usted también puede guiar a los demás para que vean mi pequeña demostración de batido verde listo en tres minutos en: GreenSmoothieGirl.com y YouTube. (Vea también mi demostración más avanzada *Green Smoothie 2.0* (batido verde 2.0) [parte 1 y 2] que muestra todos los superalimentos que se pueden agregar, así como un video en dos partes donde me podrán ver a mí cuando elijo las verduras en la tienda y doy consejos sobre el tema).

9. Usted causa un menor impacto en el medioambiente y come alimentos que están en un nivel más abajo de la cadena alimenticia.

En primer lugar, nosotros adoptamos un hábito como este por un beneficio personal, pero que grato saber que además estamos beneficiando el medioambiente. Cuando come alimentos de origen vegetal, está requiriendo de una vigésima parte de los recursos de la tierra en términos de superficie y agua, como lo hace cuando se come la misma cantidad de alimentos en forma de carne vacuna. Además, todos los restos se pueden usar para compost y así convertirlos en fertilizante para luego cultivar más alimentos de origen vegetal.

Si no tiene una huerta, de todas formas puede arrojar los desechos afuera en la tierra. Incluso cuando se los lleve al vertedero se descomponen rápidamente, a diferencia de las cajas y el plástico que se utilizan para los alimentos envasados, que no se pueden descomponer. Tengamos en cuenta que cada pequeña cantidad de batido verde que consume es la misma cantidad de algún otro alimento que no consumió. La huella de carbono que usted provoca se hará más pequeña con cada batido verde que beba.

Y los animales no tienen que morir o ser miserablemente encerrados en una jaula o establo demasiado pequeño para satisfacer las necesidades calóricas de la actualidad.

10. ¡Los batidos verdes realmente saben muy bien; casi todo el mundo los consumirá, incluso aquellas personas fóbicas a los vegetales, y los más jóvenes!

Los batidos verdes son un alimento saludable que aprenderá a disfrutar. El día que no bebo un batido verde me provoca la misma sensación que lo que siento el día que no hago ejercicio o el día que no rezo. Algo falta, y mi día simplemente no va a ser tan bueno.

Sinceramente, ansío beber mi batido de todos los días. Ahora, voy a admitir que a veces preparo un batido que no sabe tan bien porque siempre estoy estirando los límites del porcentaje verduras/frutas. Pero, por lo general, tienen buen sabor (cuando hago de ello una prioridad), y mientras que el sabor de los licuados naturales no es la gran cosa para algunos, realmente pueden llegar a tener un sabor muy agradable. Según un pequeño estudio llamado Roseburg realizado por Boutenko, la mayoría informó que les habría gustado beber *más* que un cuarto de galón al día. Nunca he conocido a un niño que no quiera beber uno, sobre todo si se agregan más frutas y nos aseguramos de que el color no sea del todo verde. Simplemente no existe una mejor manera para "ocultar" la nutrición ante los consumidores jóvenes y exigentes.

7

Batidos verdes que cambian vidas

Realicé una encuesta entre los lectores de GreenSmoothieGirl.com para recopilar datos acerca de cuál es la diferencia, si la hubiera, que marcó en sus vidas el hábito del batido verde. También me interesaba conocer los beneficios para la salud así como las reacciones (o desafíos) de la desintoxicación. He descubierto que cuando muestro a las personas que esto es un hábito de alto impacto y les asigno la misión de convencer a otras personas de adoptarlo, se comprometen con entusiasmo a realizar el desafío. Me preguntaba si mi búsqueda sería extensa y, para averiguarlo, hice una encuesta entre mis lectores para saber si han estado tratando de convencer a otras personas a que adopten el hábito del batido verde. Esa investigación está en curso, así que complete el cuestionario en GreenSmoothieGirl. com después de haber bebido batidos verdes durante un mes como mínimo.

Antes de compartir con usted los datos de 175 encuestados que habían estado bebiendo batidos verdes durante 30 días como mínimo, por lo menos una pinta tres veces a la semana, aquí está el cuestionario:

CUESTIONARIO SOBRE BATIDOS VERDES

¿Ha notado que los batidos verdes han mejorado notablemente su salud o calidad de vida? **Sí / No**

¿Qué beneficios para la salud ha notado gracias al consumo de batidos verdes? (Marque todas las opciones que correspondan).

❒ Mejora la digestión: movimientos intestinales más regulares o completos, sin esfuerzo, heces suaves/formadas, etc.

❒ Pérdida de peso

❒ Más energía

❒ Sueño mejorado: menor sensación de cansancio, disminución del insomnio, un estado más alerta en la mañana, etc.

❒ Disminución de los antojos de dulces y alimentos procesados

❒ Uñas: crecimiento más rápido o uñas más fuertes

❒ Disminución de los síntomas premenstruales

❒ Mejora de la libido (deseo sexual)

❒ Estado de ánimo positivo, estable

❒ Menor sensación de estrés

❒ Estabilización del nivel de azúcar en la sangre

❒ Aumento del deseo de hacer ejercicios

❒ Mejora en el tono de la piel, menos imperfecciones

❒ Comentarios de las personas que dicen que me veo mejor

❒ Cabello: más brillante o desaparición de la caspa

❒ Otros: _____
_____
_____

Si usted ha perdido peso, ¿cuántas libras ha perdido?

_____ *[complete el espacio en blanco]*

¿Tuvo alguna reacción desagradable por la desintoxicación a medida que comenzó a beber batidos verdes? **Sí / No**

Si es así, ¿cuáles fueron?

_____ *[complete el espacio en blanco]*

¿Ha observado alguna mejora o desaparición de alguna enfermedad crónica o degenerativa? Si es así, explique:

_____
_____

¿Se ha sentido tan a gusto con el hábito de los batidos verdes que ha intentado convencer a otras personas de adoptarlo? **Sí / No**

Resultados de la investigación

¡Los resultados de mi encuesta realizada a 175 consumidores de batidos verdes arrojaron algunos resultados interesantes que sugieren definitivamente que es un hábito de diez minutos que vale la pena adoptar! Para poder participar en la encuesta, una persona debe haber bebido batidos verdes durante 30 días como mínimo, una pinta por día durante por lo menos tres días a la semana. Muchas personas estaban bebiendo más cantidad, hasta alcanzar mi cantidad recomendada de un cuarto de galón al día.

La gran mayoría, el 95,4 %, dijo que los batidos verdes mejoraron notablemente su salud o calidad de vida. ¡Para mí es muy emocionante saber que el 84 % de esas personas que beben batidos verdes están tan entusiasmadas con los beneficios que le aportan a la salud que han hablado sobre esto con otras personas o, incluso, hasta les han enseñado el hábito!

Los siguientes son los efectos positivos que experimentan las personas, enumerados por orden de frecuencia según lo que declaran los encuestados de la investigación:

- El 85 % experimentó *más energía*.
- El 79,5 % experimentó una *mejoría en la digestión* (movimientos intestinales más regulares o completos, sin esfuerzo, heces blandas/formadas, etc.).
- El 65 % experimentó *menos antojos* por los dulces y los alimentos procesados.
- El 54 % experimentó un *estado de ánimo más positivo, estable*.
- El 50 % experimentó una *mejora en el tono de la piel*, o menos imperfecciones.
- El 50 % experimentó *pérdida de peso*. ¡El promedio de descenso de peso informado fue de 18,25 libras!

(Tenga en cuenta al examinar esta impresionante estadística que algunos de los encuestados habían estado bebiendo batidos verdes solo por 30 días, y algunos de ellos no tenían problemas de sobrepeso. Pero 87 de los 175 encuestados reportaron que perdieron en total más de ¡1500 libras!).

- El 46,3 % experimentó un *mayor deseo de realizar ejercicio*.
- El 45 % experimentó una *mejoría en el sueño* (menor sensación de cansancio, disminución del insomnio, estado más alerta en la mañana, etc.).
- El 44 % experimentó una menor sensación de *estrés*.
- El 39 % experimentó una *estabilización del nivel de azúcar en la sangre*.
- El 37 % dijo que sus *uñas están más fuertes o crecen más rápido*.
- El 36 % notó que otras personas les dicen que *tienen mejor aspecto*.
- El 27,5 % dijo que su *pelo se ve más brillante* o que desapareció la caspa.
- El 22 % experimentó una *disminución de los síntomas premenstruales*. (Tenga en cuenta que algunos de los encuestados no son mujeres en edad de menstruar).
- El 20 % informó un *aumento del deseo sexual*.

Otros beneficios para la salud que fueron informados por los encuestados son:

- 8 personas informaron que los síntomas o el dolor causado por la artritis han desaparecido o se han reducido.
- 3 personas informaron que experimentaron una mejora en la enfermedad de la glándula tiroidea (han reducido o dejaron de consumir medicamentos).
- 2 personas informaron que sus las alergias estacionales desaparecieron o disminuyeron.
- 3 personas informaron que los síntomas del asma se redujeron.

- 2 personas informaron que los casos de migrañas se redujeron en un 80 % o que desaparecieron.
- 2 personas informaron que el problema de acné mejoró o desapareció.
- 2 personas informaron que resolvieron el problema de eccema o de la piel seca.
- 2 personas informaron que recuperaron el color en los cabellos grises.
- 2 personas informaron que desaparecieron los cálculos biliares.
- 2 personas informaron que experimentaron una disminución de la presión arterial.
- Que no sufre más de hipertensión.
- Que pudo dejar de tomar los medicamentos para bajar el nivel de colesterol.
- Que pudo dejar de tomar Prilosec.
- Que no se ha enfermado en un año como solía ocurrirle.
- Que sus imperfecciones en la piel desaparición.
- Que las arrugas profundas del rostro se tornaron "apenas perceptibles".
- Que disminuyó la congestión nasal.
- Que el tamaño de un bulto en la pierna se achicó.
- Que las manchas del hígado se desvanecieron.
- Que la tendinitis desapareció.
- Que el dolor muscular desapareció.
- Que los síntomas de la fibromialgia desaparecieron.
- Que la hipoglucemia mejoró.
- Que no experimentó hinchazón, gases, indigestión ni estreñimiento.
- Que no fue necesaria la realización de una histerectomía; 2 personas dijeron que los problemas menstruales de toda la vida desaparecieron.

- Que los sofocos desaparecieron.
- Que el dolor muscular que sentía después de hacer un duro entrenamiento desapareció.
- Que la sensación de reflujo o náuseas después de comer desapareció.
- Que ya no sufría de insomnio.
- Que experimentó mayor facilidad para amamantar.
- Que se produjo una reducción de las quemaduras de sol.
- Que los síntomas de la depresión desaparecieron.
- Que la halitosis desapareció en solo dos semanas.
- Que superó la adicción al café.
- Que el pH corporal se tornó más alcalino.
- Que simplemente se siente mejor.

Solo el 18,3 % tuvo reacciones desagradables por la desintoxicación a corto plazo. Se informaron los siguientes síntomas:

- Dolores de cabeza
- Erupciones de la piel
- Diarrea
- Náuseas
- Meteorismo
- Gases
- Calambres
- Estreñimiento
- Vértigo
- Mareos
- Desmayos
- Letargo o debilidad
- Rinorrea
- Dolor hepático / desintoxicación del hígado
- Resfrío / virus
- Cambios de humor
- Depresión

- Crisis emocional
- Mucosidad en la parte posterior de la garganta

Los riesgos de contraer el hábito de los batidos verdes se limitan a una probabilidad del 18,3 % de experimentar molestias a corto plazo. Los seis principales beneficios que experimentan las personas cuando comienzan el hábito del batido verde son, en orden, más energía, mejor digestión, menos antojos de dulces y alimentos procesados, un estado de ánimo más positivo / estable, mejora de la piel y pérdida de peso.

Los testimonios presentados con estos datos son inspiradores y se incluyen al final de este libro. ¡Es difícil mirar esos datos sin verse tentado a probar el hábito de los batidos verdes!

8

Su primer desafío: un cuarto por día

Usted dice: "¡Estoy entusiasmado! ¿Cuánta cantidad debo beber, entonces?".

Es posible que desee ir aumentando de a poco la cantidad, pero el objetivo es tomar un cuarto de galón por día. Al usar el modelo de receta para batidos verdes de Robyn (página 144), que aparece al principio de la sección de recetas de este libro, un cuarto de galón equivale a 15 porciones de verduras y frutas, según el tamaño de las cantidades diarias recomendadas en los Estados Unidos (USRDA). Para la mayoría de la gente, eso es entre un 750 y 1 500 % más de verduras y frutas que la cantidad que consumen actualmente.

Tenga en cuenta que yo considero que el tamaño de la porción recomendada según USRDA es escandalosamente pequeño. Un mejor objetivo es consumir entre 20 y 25 porciones diarias de ese tamaño de porción. Mi familia logra alcanzar esa meta más alta prácticamente todos los días y sin dificultad. Para lograrlo, nos encargamos de que las frutas y verduras sean el ingrediente crucial de nuestra dieta, comemos hasta estar satisfechos y dejamos los alimentos procesados fuera del menú. Para los niños, se debe tratar de lograr el objetivo de beber una pinta al día (o menos para los bebés y niños pequeños). Eso equivale al 7,5 % de las porciones para adultos según las recomendaciones USRDA de alimentos vegetales crudos.

No sufrirá una "sobredosis" de batidos verdes, salvo que tenga alguna enfermedad muy poco común para la cual se debe evitar el exceso de vitamina K u otro nutriente. A veces, bebo nada más que batidos durante un día o unos pocos días para "desintoxicarme". En un *blog*, una mujer explicó cómo perdió más de 100 libras al consumir nada más que batidos verdes durante cinco meses.

Es posible que, si nunca ha seguido una dieta basada principalmente en vegetales, experimente diarrea u otras reacciones producto de la desintoxicación, como se comenta más adelante en este libro. Mi investigación, que se resume más adelante en este libro, indica que el 18,5 % de los novatos en el consumo de batidos verdes experimentan "reacciones por desintoxicación". Si usted es una de esas personas, esas reacciones son temporales, una manifestación de su cuerpo que reconoce los buenos materiales de nutrición y desintoxicación que ingresan, y la oportunidad de eliminar los materiales tóxicos y dañinos.

A veces, cuando nuestros órganos obstruidos, cansados, sobrecargados de trabajo, comienzan a recibir una excelente nutrición, pueden llegar a sentirse sobrecargados, y eso trae como resultado las reacciones desagradables. Esas reacciones rara vez duran más de dos semanas y, generalmente, en realidad duran menos tiempo. Por lo general, incluyen dolores de cabeza, trastornos digestivos, erupciones en la piel o erupciones cutáneas, sensación de pesadez, problemas de sueño u otros síntomas. Sea paciente con su cuerpo y no deje que una pequeña molestia lo haga abandonar.

¿Qué herramientas necesito?

Solo dos licuadoras en el mercado valen la pena la inversión de su dinero: Vita-Mix y Blendtec. Tuve las dos durante años. En realidad no son licuadoras, se llaman procesadoras de alimentos, porque son muy eficaces y tienen muchos usos con los cuales una licuadora regular no puede competir. Todas las otras licuadoras se queman, y no solo se va a sentir frustrado por tener que comprar una licuadora tras otra, sino que también va a tener que dejar de lado ingredientes de centro duro, como las grandes fresas congeladas y los tallos de vegetales. A largo plazo, ahorrará dinero y tomará bebidas mejor licuadas si hace una buena inversión al comprar la máquina adecuada la primera vez.

Uso mis licuadoras turbo varias veces al día, los siete días a la semana. Con frecuencia, cuando doy clases digo que es lo mejor que tengo. La gente piensa que me refiero a que es lo mejor que tengo en mi cocina, pero, en realidad, es lo mejor que tengo, punto. Es mucho más que una licuadora porque muele trigo, linaza o café, hace sopas perfectas sin necesidad de calentador, machaca hielo, hace los postres helados, aderezos para ensaladas, salsas y mucho más.

Las dos marcas cuestan lo mismo, y voy a dejar cualquier otra marca fuera de la competencia, ya que estas dos, Vita-Mix y Blendtec, son las mejores. (También tengo una licuadora Bosch y algunas otras, pero ni siquiera vale la pena hacer la comparación).

Esta es mi reseña de los puntos fuertes de ambas máquinas:

BLENDTEC

1. El motor de Blendtec es de 3 caballos de fuerza, en comparación con Vita-Mix que es de 2,5. Eso es más potencia para mezclar, incluso grandes trozos congelados de frutas y las verduras más fibrosas.

2. Blendtec es la máquina más inteligente, con 17 ajustes para mezclar realmente todo. El ajuste de batido se alterna entre velocidad alta y baja para que las verduras desciendan de forma centrífuga hacia el "vórtice de mezcla" durante los ciclos lentos. De esa manera no tiene que empujar las verduras hacia el fondo con un utensilio.

3. Blendtec ofrece garantía de por vida por la cuchilla, de manera que no tiene que preocuparse si pierde filo.

4. El producto de Blendtec es más pequeño y cabe debajo de las encimeras estándar (a diferencia de Vita-Mix, que no encaja allí, por lo que hay que quitar el recipiente). Yo llevo la mía a habitaciones de hoteles, así la nutrición de mi familia no sufre durante los viajes, ya que encaja perfectamente en una maleta.

5. Blendtec tiene el diseño de jarra cuadrada que es más fácil para verter y más amplio. El de Vita-Mix es más profundo y estrecho, y es difícil quitar el contenido del fondo, y de esa forma, los alimentos se desperdician.

6. Con Blendtec, no tiene que comprar un segundo recipiente con una cuchilla especial para los ingredientes secos. (Eso tiene un costo adicional de USD 80 al comprar la Vita-Mix). Por lo tanto, puede licuar el trigo para hacer harina sin necesidad de adquirir un aparato adicional.

VITAMIX

1. La máquina tiene la mejor garantía y la empresa tiene un servicio al cliente excepcional.

2. Me gusta usar el utensilio para mezclar brebajes muy espesos con más facilidad, a través de un agujero en la parte superior de la tapa, aplicando un poco de fuerza. (Se puede obtener en línea un utensilio para mezclar gratis para el producto Blendtec, pero la empresa no aprueba su uso).

3. El recipiente que viene con la Vita-Mix es más grande (96 onzas) que el de Blendtec. (Puede comprar un recipiente adicional para la Blendtec).

A nadie que se tome en serio la nutrición de los alimentos crudos saludables (especialmente incorporar verduras en la dieta) debe faltarle una máquina de Blendtec o Vita-Mix. Creo que una nutrición excepcional es mucho más fácil de lograr con una licuadora turbo. Es la primera cosa que les pido a mis lectores en *Los 12 pasos hacia los alimentos naturales.* Es una importante inversión de aproximadamente USD 400, pero nunca lamentará lo que hizo.

Si usted tiene una familia, le recomendaría pedir la licuadora con el recipiente más grande (96 onzas), si compra una Blendtec. De esa manera puede maximizar y licuar todo de una vez, preparar un cuarto de galón para tres personas (o un cuarto para usted y una pinta para cada uno de los cuatro niños, por ejemplo). Si es soltero o no tiene hijos, o si está muy ocupado y quiere reducir el tiempo de preparación a la mitad, esto también le permite preparar el doble de lo que necesita y refrigerar el resto.

Marque las tazas en el recipiente de la licuadora hasta la parte superior con un marcador permanente. Para ello, vierta agua del grifo en el recipiente hasta la línea superior, 4 tazas. A continuación, agregue otra taza y marque el nivel del agua. Luego, agregue otra taza y marque esa línea con el marcador. El envase que viene con la Vita-Mix y el recipiente adicional más grande que puede pedir de la Blendtec cada uno tiene una capacidad de 96 onzas a la vez. Eso le permitirá preparar las recetas de este libro (le rendirán tres cuartos de galón) sin tener que verter un poco, agregar frutas y volver a licuar.

Otros artículos que recomiendo tener son *jarros de medición* y *tapas de plástico* (que se pueden obtener en cualquier tienda de descuento como Walmart o Target), y una *lavadora de botellas* para esta labor. Los tarros de boca ancha son más fáciles de limpiar que los frascos comunes. Otro lector de GreenSmoothieGirl.com dio la recomendación de llevar el batido verde al trabajo dentro de una bolsa de plástico, por si se rompe el jarro. De esa manera protege su bolso, la lonchera con hielo, o el bolso marinero.

¿Cómo beber un batido verde?

La digestión comienza en la boca. Así que "mastique" su batido. El único inconveniente relacionado con los alimentos licuados es la tendencia que tenemos de "tomarlos de un sorbo". Admito que a veces cuando preparo lo que yo llamo una "mezcla pesada" de verduras batidas (en otras palabras, un montón de verduras amargas o con sabor a hierbas y con poca fruta, es decir, un batido con un sabor desagradable), lo tomo de un sorbo.

No se haga problema ni pierda el sueño por no haber "masticado" su batido lo suficiente. Hizo algo muy bueno al beber el batido verde, de la forma en que lo haya hecho, incluso si se hubiera alimentado directamente por un tubo en el estómago. (¡Eso es mejor que comer un BigMac con papas fritas, o que casi cualquier cosa que hayas estado comiendo antes!).

Pero la mejor manera de beber su batido verde es, de hecho, "comerlo" en lugar de beberlo. Es decir, a pesar de ser líquido, tómese el tiempo de "masticarlo" para estimular las glándulas salivales. Ingerirlo más lento es mejor para aumentar la segregación de saliva, proceso que inicia la digestión a través de las enzimas antes de que el alimento vaya al estómago, o pre-estómago.

9

El segundo desafío: conviértase en un predicador de los batidos verdes

He recibido miles de correos electrónicos y testimonios personales sobre cómo los batidos verdes cambiaron drásticamente la salud de las personas; ¡me gustaría tener la cuenta exacta de cuántos son! Pocas veces voy a Costco sin que nadie me detenga y diga "¿Acaso no eres la chica GreenSmoothieGirl?". Una vez, una mujer me señaló con orgullo a su bebé en el carrito del supermercado, y lucía un bigote verde. Otra persona me "acosaba" (según sus propias palabras) durante el camino de varias millas hasta llegar Costco, y luego se acercó a mí en el estacionamiento para decirme que mi programa era su plan de batalla contra el cáncer. Esas experiencias alegran mis días.

Este es el motivo por el cual difundo el evangelio verde: me encanta oír cómo mejora la salud de las personas, cómo se expande la visión de la vida y la energía positiva que irradia hacia otras personas.

Y, como todas las cosas que descubrimos que son hermosas y que producen un cambio de vida, queremos compartirlas con otras personas. Si usted es una persona que ha adoptado el hábito de los batidos verdes, su trabajo ahora es bendecir la vida de otras personas y enseñarles cómo se pueden solucionar muchas de las deficiencias nutricionales al invertir solo diez minutos en la cocina por día.

Alguien está sufriendo. No persigo a las señoras mayores con sobrepeso que veo en la tienda de comestibles para decirles que deben comer verduras, como Victoria Boutenko describe haber hecho en uno de sus libros. (Me parece entrañable, aunque ineficaz, la intención y el motivo son válidos, pero la ejecución es defectuosa). He aprendido (como ella finalmente lo hizo también) que los que intentan son los que aprenden. Si bien no me acerco a la gente, me encanta dar información a los que la piden. Esas son personas preparadas y dispuestas a aprender: los que ven la diferencia entre estar saludable y verse saludable, y entonces preguntan.

Al dialogar sobre lo emocionado que está al darse cuenta de los beneficios de obtener 15 porciones de verduras y frutas en su dieta diaria, no puede dejar de hablar de ello en el trabajo, en una reunión familiar, en el gimnasio, en los eventos sociales de la iglesia. Dígales cómo pueden obtener información sobre los batidos verdes o invítelos a una degustación en su casa. En mi encuesta, descubrí que la gran mayoría de los que toman el desafío de GreenSmoothieGirl.com para adoptar el hábito también les enseñan a otros cómo hacerlo.

Tendrá su propia historia que es similar a la mía, y esa historia no termina en usted, que ahora se ve y se siente más joven y positivo. No termina con la eliminación de los problemas crónicos de salud suyos o incluso de sus hijos. ¡Se mantiene viva mediante la voluntad de promover los batidos verdes y una dieta basada en vegetales y en bendecir a otras personas, quienes luego predican aún más este aprendizaje hasta que la esfera de influencia es enorme! Usted puede impactar de forma positiva la realidad de este mundo. No solo usted puede mejorar la salud de las personas, sino que también puede ayudar a los productores de alimentos de origen vegetal, disminuir el consumo de carne que agota los escasos recursos del mundo a un ritmo alarmante, y hacer un gran aporte a un mundo atormentado.

Diez consejos para ayudar a que los niños consuman alimentos naturales

Una de las preguntas más frecuentes que me hacen es: "¿Cómo puedo hacer para que mi hijo beba los batidos verdes?". Estas son mis diez sugerencias, basadas en el trabajo que realizo con las familias, así como con mis propios hijos.

1. Comience por los batidos frutales principalmente, o por endulzarlos de forma natural.

Una buena proporción para empezar es 50/50: 50 % de verduras de hoja y 50 % de frutas (además del agua con la que comience). En otras palabras, agregar a 3 tazas de agua, verduras de hoja hasta que el recipiente de la licuadora esté en 6 tazas y luego agregue la fruta hasta que el recipiente esté en 9 tazas. Sin embargo, para los novatos, escépticos y niños, yo siempre sugiero comenzar con una proporción de 25/75: 25 % de verduras de hoja y 75 % de fruta. Utilizar solo espinaca al comienzo, la gran mayoría de la gente ni siquiera lo nota en un batido preparado principalmente con frutas.

2. Póngale un gran nombre a sus batidos, y haga que todo el empeño que aporte sea divertido.

Este consejo está destinado principalmente a padres de niños pequeños. Y si usted es padre de un niño pequeño, agradézcalo, porque cuanto más joven aprenda a beber batidos, por lo general, más fácil será. Se me ocurrió esta idea cuando comencé a hacer batidos verdes en 1994. Lo que preparé durante diez años fue una vieja versión inferior del jugo en lata o congelado de piña, espinacas y brotes de alfalfa. Hice mi primer batido un día de verano y estaba sentada en el porche observando jugar a Kincade, mi hijo de 18 meses de edad, mi primer hijo. Él se me acercó y miró lo que había en mi vaso. En ese momento, ni en mis sueños más salvajes se me hubiese ocurrido que él podría beber espinacas y coles.

Me preguntó: "¿Qué es eso?". Pensé rápidamente (sobre la posibilidad de conseguir que él beba y, por eso, quería que sonara atractivo) y dije: "Helado". Él, por supuesto, quiso probar. Mi cerebro funcionaba a toda marcha al darme cuenta de que tenía la posibilidad de hacerlo comer algo realmente saludable para él. Pero para provocarlo, le dije: "Este helado es de *mami*". En ese momento, comenzó a mendigar. Y dije: "Bueno. Hmmmm. Está bien. Te daré solo un *poco*". Lo probó y me pidió más.

El nombre se transformó rápidamente en "crema verde", porque así lo llamó él. (Al parecer, reconoció que tenía un sabor un poco diferente al del helado de verdad, pero también me di cuenta de que recordaba que yo originalmente le había dicho que era helado. "Qué chico brillante", pensé). Mi bebida verde original era mitad de jugo de piña y mitad de verduras, y ahora no agrego nada de jugo. Pero de todas formas lo seguimos llamando crema verde por varios años hasta que finalmente descubrí las bebidas licuadas y me di cuenta de que eran mucho más nutritivas, y que tenían poco contenido de azúcar y mucho contenido de fibras.

¿Qué le gusta a su hijo? Si es un niño travieso, póngale al batido un nombre atractivo como: Súper fórmula para potentes luchadores. Si es una niña delicada, póngale al batido un nombre como: Mezcla para princesas bonitas. Esto hace que los batidos verdes sean divertidos. Luego, más tarde, si se aburren, cámbiele el nombre.

3. Mantenga a su hijo lejos del azúcar.

Para adultos y niños por igual, mi observación es que prácticamente todo aquel que desprecie el sabor de los batidos verdes es alguien que es adicto al azúcar. No tiene que comer toneladas de azúcar refinada para ser un adicto, ya que es simplemente la sustancia más adictiva del planeta. Algunos estudios han documentado que es más potente y adictiva que la cocaína.

Suceden cosas muy interesantes cuando deja de comer azúcar, que les invito a explorar, y recomiendo encarecidamente que acostumbren a sus hijos a abstenerse también. Los primeros tres o cuatro días son agotadores. Los adictos al azúcar experimentarán antojos abrumadores. La mayoría, de hecho, sucumbe y vuelve a comer sus golosinas favoritas antes de que pasen cuatro días.

Pero después de que hayan transcurrido los cuatro días (el tiempo puede variar, pero hay un periodo definido que, una vez finalizado, los antojos disminuyen dramáticamente), los alimentos que antes no sabían bien, ahora tienen un gusto muy rico. Los sabores dulces naturales más sutiles, como los de las frutas y los dátiles, son mucho más tentadores.

Si come una galleta Nestlé Toll House el lunes y el martes, el sabor de una galleta de linaza endulzada naturalmente no le parecerá muy atractivo, como me hizo notar uno de los seguidores de mi blog *12 Steps to Whole Foods* (Los 12 pasos hacia los alimentos naturales) en GreenSmoothieGirl.com. Pero sugiero llevar a cabo la abstinencia y volver a probar ese mismo alimento natural, ¡verá que es una experiencia totalmente diferente!

Luego, una vez que haya pasado la abstinencia por varios días (la mayoría de la gente no lo hace por más de tres a cuatro días), pregúntese algo antes de comer azúcar nuevamente. Es decir, ¿realmente quiere volver a padecer todos esos antojos, los cambios en el nivel de azúcar en la sangre, los trastornos de estado de ánimo, la pérdida de energía y los dolores de cabeza?

No vale la pena. (Por supuesto, todos hemos sufrido una recaída. Pero empezará a tener éxito cuando esas recaídas sean menos frecuentes).

Trate de eliminar todos los alimentos chatarra endulzados con azúcar que haya en su casa. Esté preparado para que los próximos días sean muy difíciles. No se sorprenda si los niños le suplican, lloran o están de mal humor. Tenga en cuenta que quien está hablando es el azúcar. Póngase a pensar en lo que dejamos entrar en nuestros hogares cuando permitimos que nuestros hijos sean adictos al azúcar. Mis hijos nunca suplican, lloran ni tratan de engañar por golosinas, nunca. Cuando estoy en la casa de otros padres y veo ese comportamiento, siento pena por los padres. Los niños son adictos y, a diferencia de los adultos, no pueden conseguir una "solución" cuando lo desean sino que tienen que rogar por su porción de azúcar. Hace que todo el mundo sea miserable.

En la escuela de posgrado, cuando estudiaba para ser terapeuta, trabajé durante un año en la unidad de pediatría del hospital psiquiátrico del estado. Me horroricé al ver la cantidad de azúcar con que alimentaban a los niños. Había un quiosco en la escuela interna, de donde los niños, por buen comportamiento o buenas calificaciones, podían elegir caramelos. La nutrición de la cafetería era horrible, con muchos postres en el almuerzo y la cena, y el desayuno era también basura. Y, después de la escuela, los voluntarios siempre entraban y llenaban a los niños con galletas y dulces. Los niños estaban enfermos constantemente en el invierno con los virus y las infecciones bacterianas; la mayoría de ellos también tenía sobrepeso.

Fui al director de la unidad de pediatría, un psiquiatra, y expuse mi caso. Expliqué que los niños estaban siendo tratados injustamente con tanta azúcar y que la nutrición era terrible. Él me dijo: "Pero eso es todo el amor que la mayoría de estos niños consiguen, no podemos sacarles eso también".

Tenemos que sacar esa idea de nuestra mente y no empezar ese ciclo horrible con nuestros hijos; no cometer el error de pensar en el azúcar y el amor como algo equivalente. Cuando nos calmamos a nosotros mismos con ese producto químico mortal, provocamos una amplia variedad de consecuencias, ninguna de ellas positiva. Cuando dejamos de consumir azúcar, repentinamente los mejores alimentos naturales que Dios puso en el planeta tienen un sabor delicioso y deseable.

4. Explíquele a su hijo los beneficios de comenzar el hábito de consumir batidos verdes.

Tengo videos de demostraciones sobre algunas de mis ideas (mi primer video casero que muestra la preparación de un batido verde en tres minutos, luego *Green Smoothie 2.0* sobre los superalimentos y *Educating Kids about Nutrition* [Enseñar a los niños sobre la nutrición]) que se pueden encontrar en *greensmoothiegirl* en YouTube. (De hecho, sin estar relacionado con la demostración *Educating Kids about Nutrition*, observé que mi hijo, que tenía por ese entonces siete años de edad, se paseaba por ahí mientras bebía su batido verde).

Proporcionar una educación básica y simple para los niños sobre *por qué* los estamos alimentando de esa manera es un muy importante, dado que no podemos alimentar a nuestros niños a la fuerza. Una vez vi a uno de mis mejores amigas completamente desesperada cuando su hijo no quería comer durante unas vacaciones que pasamos en una casa en el lago. Frustrada, partió en dos y comenzó a introducir un perro caliente en su garganta. En realidad, fue una de las cosas más divertidas que he visto en mi vida. Por lo general, mi amiga es una madre muy agradable y le he hecho bromas sobre esa escena durante muchos años. Por supuesto, muchos padres pueden sentir estrés por cuestiones relacionadas con los niños y la alimentación. (Por supuesto, si va a introducir comida en la garganta de su propio hijo, ¿me permite sugerir que elija algo que no sea un perro caliente?).

A mis niños pequeños les hablo sobre la nutrición de una manera muy simple, ya que me parece que es poco prudente no empezar a una edad muy joven. Por ejemplo, los niños naturalmente elijen comer el pan blanco porque tiene un color simple y es suave. Pero, luego de explicarles algunas cosas, mis hijos comprendieron cómo era la apariencia del grano en sí, porque lo saqué de la despensa. Les muestro que el grano tiene tres partes, puede cortar el grano por la mitad para mostrar una sección transversal o dibujarlo en una pizarra, así es cómo lo hago en mi vídeo de demostración. Así aprenden que la parte externa, el *salvado*, es lo que saca la basura fuera de sus intestinos: se llama fibra. Luego, la parte que le sigue se denomina *germen*, y tiene todas las vitaminas que lo ayudan a construir los huesos y tener la piel bonita. Ahora, dentro de la baya de trigo hay una cosa blanca como la nieve. Se llama *endospermo* y es el pegamento que hace que todo se mantenga unido. No sirve para mucho, excepto como pegamento.

En consecuencia, mis hijos llaman al pan blanco "pegamento". Una vez escuché casualmente que uno de mis hijos tenía una botella de pegamento Elmer Glue y le decía a una amiga que es el principal ingrediente en el pan blanco. ¡Obviamente que tuve que hacer algunas aclaraciones, y me di cuenta de que para los niños más pequeños, las explicaciones tienen que ser muy claras y sencillas en lugar de metafóricas!

El lado positivo ha sido que a través de los años en que nuestra familia se hizo bastante pública y conocida por los alimentos saludables, la dieta basada en vegetales; incluso mis hijos han sido instrumentos de cambio. Ellos hablan acerca de los hábitos de nuestra familia y, a menudo, defienden y explican por qué comemos como lo hacemos. Sus amigos son curiosos. Muchas veces los padres de sus amigos han venido a mí o han visitado mi sitio web en busca de ayuda y cambio. No puedo decir que mis hijos nunca se han resistido, o que nunca han estado cansados de los batidos verdes o de explicar nuestro estilo de vida a sus amigos o a los padres de sus amigos. Todos ellos son muy sociales y viven en el mundo real. Pero incluso a los más resistentes no les gusta cómo se sienten cuando vuelven del campamento de exploradores o el de las niñas tras haberse perdido los beneficios de los batidos verdes y los tantos alimentos nutritivos que consumimos a diario. Mis dos hijos adolescentes han entrado por la puerta e, incluso antes de terminar de darme el abrazo de bienvenida, me dijeron: "¡Mamá! ¡Necesito un batido verde! ¡En serio, por favor!".

Explíqueles qué es la fibra aún a sus hijos más pequeños. No es un nutriente, exactamente. Es solo una masa áspera que se arrastra a través del extenso tracto intestinal. Es como una escoba y barre toda la basura que se acumula allí. Sin ella, la basura se acumula hasta que las arterias se obstruyen y la sangre no puede pasar. Si eso sucediera, sufrirían dolores y enfermedades, aumentaría de peso, y los órganos como los riñones y el hígado no podrían hacer su trabajo.

Ese fue un ejemplo de cómo hablo con mis hijos. Es diferente de cómo me dirijo a usted, o cómo escribo sobre un tema científico en mi *blog*. Es así de simple y uso metáforas para que ellos puedan entender. Los batidos verdes son una escoba. Sencillo. Si tiene un hijo que sufre de estreñimiento, lo que puede ser frustrante y doloroso, le puede decir que las personas que beben su batido verde todos los días no se tapan como le sucedió a él o ella. Eso es porque la escoba está trabajando todo el tiempo. Los niños entienden esto. Con el tiempo, lo que logra mediante la educación de sus hijos es la *aceptación incondicional*. Algunos niños, incluso cuando son jóvenes, toman buenas decisiones gracias a la educación. Yo tengo hijos que son así. Otros toman malas decisiones en la barbacoa del vecindario, pero eso no significa que su educación ha caído en oídos sordos. Eso significa que son niños.

Me mostraron un buen ejemplo nutricional: mi madre nos daba de comer alimentos naturales (si bien no alcanzábamos a tener un dieta de un 60–80 % de alimentos crudos), muy poca azúcar y nada de harina blanca. Ella tenía un peso saludable y se ejercitaba regularmente. No me explicaba por qué nos alimentábamos de esa manera, pero el ejemplo por sí solo ha tenido un poderoso efecto en mi vida, como se puede ver. Dicho esto, me rebelé por completo, mientras estaba en su casa y algunos años después, a mis 20 años. Sin embargo, la falta de comida chatarra en la dieta que tuve en mi niñez no fue el motivo de mi rebelión. Por el contrario, fue el poder de las propiedades químicas adictivas en los alimentos refinados lo que me hizo cambiar. Me enamoré completamente de eso a mis 20 años. Pesaba más a los 25 años de lo que peso ahora a los 42. Tenía menos energía, la piel deteriorada y mal humor, además, sufría de alteraciones del sueño que ya no tengo. Todo eso porque incluí en mi dieta el azúcar, la harina blanca, la carne, los productos lácteos, y así sucesivamente.

Así que tenga una visión amplia al educar a sus hijos. Quizá no lo hagan ahora, pero eso no significa que no puedan adoptar su estilo de vida (alimentación saludable) más adelante, cuando hayan madurado. Lo peor que podemos hacer es no enseñarles nada y dejar todo para después; es decir, dejarlos comer comida chatarra cuando son jóvenes ya que el gusto por las verduras se desarrolla durante la adultez, porque es un "sabor de adultos". *Esa filosofía tiene una gran probabilidad de producir los efectos contrarios.*

Y tenga en cuenta que Roma no se construyó en un día; la educación de sus hijos no se puede reducir simplemente a tener una larga charla con ellos. Tiene que hablar con sus hijos de manera regular sobre una variedad de temas que los llevará por el camino estrecho hacia la buena salud en un mundo de nutrición alocada. Al leer este libro, o *12 Steps to Whole Foods* (Los 12 pasos hacia los alimentos naturales) u otros libros de nutrición, considere a medida que lee cómo puede adaptar la información para compartirla con sus hijos.

5. Logre que sus hijos beban la cantidad recomendada: dos veces en lugar de una sola.

Mis hijos a veces llegan de la escuela y beben un poco de su batido verde y, si veo que todavía queda algo en el refrigerador, beben el resto en la cena. Otras familias beben un batido verde durante el desayuno, lo cual es una gran idea. No tiene que obligar a sus hijos a terminar todo de una vez. De hecho, si aportan enzimas vivas precursoras para dos aperitivos o comidas cocidas, entonces mucho mejor.

6. Exija que los niños coman alimentos crudos (como el batido verde) antes de otras cosas, sea firme y consistente (nunca ruegue ni suplique).

Eso es lo que hacemos como adultos, ¿no? Nosotros comemos nuestros alimentos nutritivos antes del postre. De lo contrario, rápidamente nos meteríamos en problemas relacionados con la salud y el peso, ya que podemos comer muchos bocadillos de alto contenido calórico, si comenzamos con ese tipo de comida. Así se deduce lógicamente que debemos enseñar lo mismo a nuestros hijos.

A menudo, los pediatras les dicen a los padres que deben "ofrecer" buenos alimentos, pero no hacer un gran alboroto respecto de lo que comen los niños pequeños. Para mí, se trata de un consejo pobre que conducirá a desarrollar adicciones por la comida chatarra, porque si ofrece un plato de zanahorias al vapor y un plato de pizza, los niños siempre elegirán la pizza. (Presencié esa situación una vez, cuando 25 de los 25 niños eligieron comer pizza). Yo también la hubiera elegido, si no estuviera mejor informada. Por otro lado, un niño no sabe qué hacer.

Mi consejo es el opuesto al de la mayoría de los pediatras: Ofrezca únicamente opciones saludables en el hogar, excepto en muy raras ocasiones, si fuere necesario. Ahí es donde se aprende la autodisciplina y la correcta toma de decisiones, en el hogar. El niño aprende a elegir las opciones saludables cuando tiene un buen ejemplo a seguir que proviene del firme, pero amable, *líder* del hogar.

Un padre que grita y le ruega a un niño a que haga algo (beber el batido verde es simplemente un ejemplo) es un padre que le está diciendo al niño con mucha claridad: "No puedo hacerme cargo de esta situación". Tengo una amiga que encargó un letrero a medida para su casa que dice: "Aquí hacemos las cosas difíciles". Me pongo firme con mis dos hijos y, de todas formas, ellos a veces se resisten. Uno de ellos, de vez en cuando, hace un berrinche por beber su batido verde, y yo simplemente sonrío y le digo: "Eso es lo que somos en esta familia y eso es lo que hacemos aquí". Pueden ir a jugar, o comer cualquier otra cosa que se les ofrezca, después de tomar el batido. (Si le sirve, puede tomar prestado mi apodo y convertirse en la chica Green Smoothie (batido verde). Eso sin duda ayuda en mi casa. Miro a mi hija, levanto mi cabeza y bromeo, "Vamos, ya sabes que yo soy la chica de los batidos verdes. ¿Realmente crees que alguna vez algo va a cambiar aquí con respecto a este tema?").

Nunca suplicar ni negociar. El padre que comienza a gritar y a engañar a un hijo que se resiste, claramente, se puso en el mismo nivel que el del niño. El mensaje inmediato que le da al niño es que él o ella están ahora a cargo. Manténgase al margen del drama emocional y simplemente reitere de manera persistente y agradable las normas de nutrición del hogar. Ceder y volver a la comida chatarra les dice que: mamá no tiene autodisciplina y puede ser manipulada fácilmente.

Mi hija obstinada sabe que puede ponerle la tapa a su envase y colocarlo de nuevo en el refrigerador. Pero cuando tiene hambre después de la escuela, tiene que beber el batido antes de comer palomitas de maíz o de hacer una tostada o un sándwich. Si no lo ha terminado antes de la cena, estará en su lugar en la mesa. Una vez más.

Hay otra razón de sentido común para que los hijos beban el batido verde o coman la ensalada de verduras. Y es la de proporcionar enzimas al estómago antes de que ingieran la otra comida (cocida, sin enzimas). Eso les da una señal a los órganos que fabrican enzimas en el cuerpo, como el páncreas, de que ya tienen el trabajo digestivo cubierto. De esa manera, no le estaremos quitando el proceso metabólico de enzimas escasas necesarias para hacer el trabajo digestivo. Siempre intente que sus comidas tengan entre un 60 y 80 % de alimentos crudos, y comience con este tipo de alimentos. Esto parece ser un objetivo desalentador al principio, pero se logra una vez que uno alcanza la predisposición mental. Nunca como alimentos cocinados sin antes comer alimentos crudos, y mis hijos también conocen bien este principio.

7. Considere la posibilidad de establecer un sistema de recompensas (únicamente si su hijo se resiste y cuando otras opciones hayan fracasado).

En particular, no me gustan los sistemas de recompensas, pero algunos padres piensan que son efectivos para evitar una guerra cuando se trata de alimentos. Funciona bastante bien con los niños que entienden y responden a las consecuencias (una muy buena señal, si lo hacen, por cierto, ya que todos navegamos entre consecuencias positivas y negativas en la vida).

Recomendaría que no use golosinas ni comida chatarra como refuerzos para los buenos hábitos alimenticios. Eso es confuso, aunque muchos de nosotros tenemos esa lógica defectuosa en nuestra propia mente: a idea de que si comemos algo saludable, eso nos autoriza a comer algo no saludable, es problemática y causa problemas emocionales de alimentación.

En su lugar, piense en lo que motiva a su hijo, y que sea algo barato para usted, o algo que realmente está dispuesto a hacer. Para muchos niños, la mejor recompensa es el tiempo que pasa con mamá o papá. ¿Qué te parece si, después de un mes de beber tu batido verde todos los días, te ganas un paseo a la tienda con mamá o una excursión de patinaje sobre hielo con papá?

Recuerde elogiar al niño que coma sus alimentos naturales sin problemas. A menudo, le digo a mi hija mayor que estoy impresionada con sus elecciones. También puedo enlazar sus buenos hábitos con los beneficios para la salud que veo que ha logrado, por ejemplo: "Tienes una piel tan hermosa. La mayoría de los adolescentes no la tienen. Puedes agradecer a los batidos verdes por eso". O también: "¿Has notado que eres la única chica en el equipo de fútbol que nunca le pide al entrenador que la saque? ¿Por qué crees que eso es así?".

8. Prepare batidos verdes en paletas.

Especialmente durante el verano, y particularmente para los niños pequeños, esta es una gran manera de presentar un hábito saludable como un regalo. Puede comprar los moldes para paletas de helados de bajo costo en Walmart o Target. Si quiere que sean un poco más dulces, agregue un poco de miel de agave o de *stevia*; además, le puede añadir un yogur natural para que sean más cremosos. Agregue bastantes bayas para que las paletas no sean totalmente verdes. ¡Ni siquiera les diga a los niños de qué están hechas las paletas!

9. Prepare los batidos verdes cuando los niños no estén observando.

Aquellos niños que nunca han comido muchas cosas nutritivas, es decir, a los que quiere alejar de la dieta estadounidense estándar, estarán horrorizados al ver cómo mezcla la col rizada y el apio para prepararles un batido. Prepárelos cuando no estén allí y no les diga lo que hay en ellos. Di una clase de nutrición recientemente para un grupo de madres jóvenes que trajeron a sus hijos con ellas. Todos ellos se fueron a jugar mientras yo preparaba el batido verde de demostración. Cuando terminé, escondimos las verduras y llamamos a los niños. Cada uno de ellos se tomó el batido.

10. Agregue muchas bayas o colores oscuros y vierta el batido en vasos atractivos.

Los batidos verdes se llaman de esa manera debido a sus ingredientes reales. No hay ninguna regla que indique que los batidos deben ser, de hecho, ¡de color verde! Ni tampoco repugnantes, si viene al caso. Mi ingrediente favorito para preparar un batido de color púrpura (bueno, a veces más parecido al marrón, que sigue siendo mejor que el verde) es la mezcla de bayas congeladas. Al momento de escribir estas líneas, esas bayas se pueden obtener a precios económicos en Costco (cuatro libras por USD 11), o por temporada en los grupos locales de compras para luego conservarlas en el congelador. También puede agregar una remolacha para cambiar radicalmente el color del batido.

Para los niños un poco mayores, vierta sus batidos en un vaso bonito o divertido que esté reservado para ocasiones especiales. Use sorbetes divertidos. Estas ideas simplemente hacen que la experiencia sea más positiva.

10

Diez consejos para ahorrar dinero como la chica (o el chico) de los batidos verdes

Después que las personas superan el obstáculo inicial de preguntarse qué sabor tiene un batido verde y descubren que realmente puede ser muy agradable, su siguiente objeción es el costo. Dicen: "Esos ingredientes son caros", o, "¿Cuánto vale una licuadora llena de esos productos?".

En general, antes de ofrecer mis consejos para ahorrar costos, quiero señalar que dado que el consumo de gran cantidad de verduras crudas puede prevenir muchos problemas de salud usted realmente no puede permitirse *no* comerlas. Seguramente, a largo plazo ahorrará dinero cuando no tenga que lidiar con los costosos efectos secundarios que ocasiona una enfermedad, la obesidad y los miles de riesgos concomitantes de la vida típica estadounidense.

Dicho esto, aquí incluyo diez consejos para ahorrar dinero; los dos primeros tendrán un enorme impacto para disminuir los gastos de su presupuesto, si está dispuesto a invertir un poco de dinero y tiempo por adelantado. El beneficio de implementar únicamente las dos primeras ideas de esta lista puede ser muy gratificante.

1. Aprenda a cultivar

No puedo exagerar la importancia que tiene aprender a cultivar alimentos, que hará que sus verduras sean gratis durante la primavera, el verano y el otoño. Y, con un poco de planificación, puede obtener ingredientes vegetales y orgánicos para batidos verdes prácticamente gratis, durante todo el año. Cultive una huerta que cuente principalmente con verduras de hoja. Aprenda a cultivar alimentos durante el invierno, y congele las verduras excedentes en la temporada cálida de crecimiento.

La espinaca, la acelga y la col rizada son verduras muy fáciles de cultivar en el patio trasero o en jardines y, al final del verano, se pueden volver a plantar para cosechar en otoño, para que luego vuelvan a brotar durante la primavera hasta la temporada de heladas. La acelga, en particular, ofrece una enorme cantidad de opciones y no se encasilla fácilmente a los climas cálidos. Al escalonar las plantaciones, cosecho la acelga en el periodo que va desde unas pocas semanas pasada la helada de primavera hasta bien pasada la última helada de otoño. Considere también que las zanahorias, las remolachas, los nabos, los rábanos y las fresas ahora ofrecen una nueva fuente de alimento para usted, porque las partes verdes de las plantas que antes eran desechadas, ahora son perfectas para los batidos.

2. Invierta en un congelador grande

Esta es la segunda idea de mayor impacto que puedo ofrecer a aquellos que son frugales o que cuentan con poco dinero: invierta en un congelador de gran tamaño. Cómprelo usado en Craigslist, si fuere necesario. Yo guardo el mío en el garaje, y siempre está lleno de alimentos perecederos que compro a granel como frutos secos y semillas, así como bolsas de galón para congelador, que contienen la cosecha de mi huerta del verano u otoño pasado. Si bien compro espinaca durante el invierno y la primavera, por lo general, tengo la cantidad necesaria de acelga, hojas de remolacha y otros ingredientes de batidos verdes para poder abastecerme hasta llegar a la primavera y ahí poder cosechar una vez más los alimentos directamente de mi huerta.

3. Coseche plantas silvestres comestibles

Hay una variedad de verduras de hoja que se pueden cosechar en los lotes vacíos que se encuentran en el vecindario cuando el clima es cálido. Las plantas silvestres comestibles que se pueden encontrar en casi todos los climas incluyen: *hojas de cenizo, ortigas, gloria de la mañana* y *verdolaga* (o incluso *cardo*). La verdolaga tiene un sabor y textura muy suaves para agregar a los batidos; es una inusual fuente rica en ácidos grasos omega-3 y hierro. Asegúrese de no utilizar plantas silvestres si no está seguro de que sean comestibles.

Las *hojas de la planta diente de león* a veces pueden tener un sabor amargo, pero esta planta abunda en la mayoría de los climas, y muchas veces pongo un puñado en la licuadora. Evite recoger estas plantas silvestres en zonas que estén próximas a carreteras muy transitadas, ya que las hojas verdes absorben las toxinas de los gases que despide el caño de escape de los automóviles. Asimismo, evite las zonas que han sido rociadas con pesticidas o herbicidas. Las hojas de la planta diente de león tienen un sabor menos amargo cuando se cosechan en la primavera, antes de que florezcan sus flores amarillas.

4. Compre a granel

Recomiendo solicitar la membresía en Costco. Por lo general, comprende enormes bolsas de espinaca lavada (2,5 libras) a precios más bajos que los de las tiendas regulares de comestibles y las de alimentos naturales (solo USD 3,99 donde vivo). Eso es entre un 25–50 % de lo que se gasta en las bolsas de 10 onzas de espinaca a un valor de entre USD 1,99 a 3,99 en las tiendas de comestibles regulares. Por lo general, las bananas, las peras, las fresas congeladas, y la mezcla de bayas congeladas son también mucho menos costosas en Costco que en cualquier otra tienda de comestibles del lugar donde vivo, excepto en raras ocasiones esos productos están a la venta en otros lugares.

Mi hermano y su esposa hicieron una vez una comparación de precios de 20 artículos que compran a menudo, y 19 de los 20 artículos eran más baratos en Costco que en las otras tiendas de comestibles en las cuales compraban. Si usted adquiere la membresía, debe decidir comprar allí con regularidad, porque si lo hace, puede obtener la devolución del costo completo de la membresía anual, en función del uso. Obtengo USD 95 de 100 de reintegro, en base a los hábitos de compra de mi familia. (Además, la membresía vale la pena porque ofrecen el precio de gasolina más económico de la ciudad). Vea mi video en GreenSmoothieGirl.com, que muestra todos los artículos que compro en Costco para ahorrar dinero y alimentar bien a mi familia.

5. Compre en tiendas de alimentos saludables

Controle los contenidos de las tiendas de alimentos naturales en su área. En mi tienda local de alimentos naturales, aunque los racimos orgánicos de col rizada, col forrajera y acelgas son sin duda más caros que los productos convencionales, los racimos son mucho más grandes, por lo que el precio más alto probablemente no sea el mayor por onza. En este caso, el pago de más se justifica por otras razones además de la nutrición.

6. Congele las frutas frescas

Compre fruta de oferta por temporada y congélela antes de que se eche a perder. No he tirado ni una sola fruta en unos cuantos años, porque si veo que las bananas están empezando a tener puntos negros y no puedo usarlas todas, les quito la cáscara, las corto en trozos y las pongo en bolsas de sándwich en el congelador. Compro melocotones cuando están en temporada, los lavo y corto en cuartos y los coloco en bolsas para congelar y duran todo el invierno.

7. Congele las verduras de hoja frescas

Las verduras de hoja, si bien no se las puede congelar para usarlas luego en ensaladas y otros fines, se pueden congelar fácilmente para luego preparar batidos. Nadie lo notará. Así que nunca más deje que la espinaca se eche a perder.

8. Compre espinaca congelada

Puede comprar espinaca congelada en el invierno cuando la espinaca fresca es muy cara y, en ocasiones, esas cajas o bolsas de espinaca en la sección de congelados son menos costosas.

9. Apoye a los productores locales

Busque cooperativas de apoyo a la agricultura de la comunidad y cooperativas de compra de alimentos saludables en su área. Van a tener grandes ofertas en productos orgánicos que reducirán sus costos.

10. Vaya y conozca los mercados más pequeños en su área

Encontré un mercado asiático cerca de mi casa que tiene excelentes precios de verduras interesantes como varias coles (yu choy, bok choy, tatsoi entre otras), así como jengibre fresco, una variedad de vegetales, y los cocos de Tailandia.

11

Consejos para la compra y el almacenamiento de verduras y frutas

Compra

Tenga en cuenta varias cosas al comprar verduras y frutas:

1. ¿Se ven coloridos y frescos? Evite productos marchitos o las hojas amarillas o secas.

2. ¿Son orgánicos? Pueden costar más, pero, a menudo, en mi propia tienda de alimentos naturales se pueden encontrar racimos orgánicos más grandes que los racimos convencionales que se venden en la tienda tradicional, lo que es un punto importante. Decida cuanto más está dispuesto a pagar por los artículos orgánicos, ¿un 25 % más? ¿O un 50 % más? Tome sus decisiones en consecuencia, pero los productos orgánicos valen más porque la nutrición es mayor, de acuerdo con lo que indican varios estudios. En un estudio publicado en *The Journal of Applied Nutrition* por el laboratorio Doctor's Data Lab en Illinois se informó que los productos orgánicos tienen niveles más altos de nutrientes, el doble del nivel en algunos casos que los productos convencionales cultivados con pesticidas.

Algunas verduras de hoja son como esponjas para los pesticidas como el DDT y otras sustancias cancerígenas, por lo que comprar productos orgánicos es mucho más importante, y vale la pena la inversión. Estas verduras que acumulan en grandes cantidades esos pesticidas incluyen: hojas de mostaza, hojas de col forrajera y espinaca.

3. Los productos agrícolas cultivados en forma local casi siempre tienen mejor sabor incluso que los productos orgánicos que puede comprar en las tiendas. Eso es porque son muy frescos cuando los consigue dado que no absorben gases ni son transportados en camiones por todo el país. Además del ahorro de combustibles fósiles, está apoyando a las empresas locales y ayudando a los agricultores a mantener su negocio.

Además de la compra de frutas y verduras cultivadas en el lugar, también lo aliento a que pregunte en la tienda de comestibles para abastecerse de productos agrícolas locales y orgánicos. Si suficientes personas crean la demanda, la oferta surgirá.

Almacenamiento de verduras

Las verduras de hoja se pueden mantener frescas por hasta una semana en el refrigerador, en función de lo frescas que estaban cuando fueron compradas. Ajuste firmemente las bolsas de plástico que contienen verduras o use un lazo para impedir la entrada de aire y agua, y para preservar la frescura de las verduras.

Algunas maneras de extender la frescura de las verduras de hoja son las siguientes:

1. Lave las verduras antes de usarlas, colóquelas en bolsas Ziploc herméticas.

2. Póngalas en frascos de un cuarto o medio galón, llénelos con agua y guárdelos en el refrigerador (esta idea fue aportada por un lector de GreenSmoothieGirl.com).

3. Cuando se dé cuenta de que no podrá utilizar todas las verduras antes de que se echen a perder, píquelas, póngalas en

bolsas y congélelas. Trate de usarlas dentro de un par de semanas para minimizar la pérdida de nutrientes. Yo utilizo verduras de la huerta durante seis meses, sin embargo, no es lo ideal en términos de nutrición, pero me da productos agrícolas gratis durante todo el año.

Asegúrese de lavar las verduras y frutas con un buen producto de enjuague para verduras, que se puede comprar en cualquier tienda de alimentos naturales o en línea. Yo uso Basic H de Shaklee, que compro en la zona, y un galón de concentrado porque aunque sea caro, me dura una década. Se debe llenar un rociador con agua y añadir una cucharada de la fórmula orgánica, biodegradable.

Algunos nutrientes se pierden a través de la congelación, pero sigue siendo la mejor manera de conservar los alimentos. La deshidratación por debajo de los 116 grados es la segunda mejor manera de preservar los nutrientes.

Después de que se mezclan las verduras, se empiezan a oxidar (las células comienzan a degenerarse o "herrumbrarse"). Lo ideal sería preparar los batidos y consumirlos inmediatamente. Sin embargo, lo animo a no sentirse culpable por conservar los batidos verdes en el refrigerador hasta por 48 horas. Si somos tan puristas que insistimos en preparar batidos perfectamente frescos, el resultado final para cualquier persona que vive en el mundo real es que no vamos a preparar batidos verdes todos los días. Y eso sería una pérdida mayor.

A veces la practicidad supera la situación ideal. Pero puede cerrar firmemente con una tapa el frasco de batido, para minimizar la oxidación.

Selección y almacenamiento de la fruta

Busque las frutas de temporada en el verano que le guste agregar a los batidos, y cómprelas por cajón o fanega. Lávelas, córtelas en cuartos, sáqueles el carozo y añada un puñado suficiente para una receta de batido en una bolsita de sándwich y congélelo (o congele las frutas rápidamente en bandejas para hornear, para que no se aglutinen y formen una masa congelada). Se pueden utilizar durante todo el invierno cuando se conservan de esta manera.

Las frutas se deberían conservar a temperatura ambiente y no en el refrigerador, para que maduren de forma más natural con los gases del aire del ambiente. Las frutas que se conservan mejor fuera del refrigerador incluyen: bananas, manzanas, melocotones y nectarinas. Conserve melones y otras frutas en el refrigerador.

Estos son algunos consejos adicionales:

Aguacates Manténgalos en la mesada o en la repisa de la ventana hasta que maduren. Están maduros cuando se tornan de color negro y están un poco "blandos" cuando se los aprieta ligeramente. Los aguacates verdes maduran muy bien, pero eso puede llevar entre dos a siete días. Cuando estén maduros, póngalos en el refrigerador para retardar la maduración; esto extiende el tiempo que tiene para usarlos por hasta una semana. Cuando utilice el aguacate, agregue un poco de jugo de limón fresco para retardar la oxidación que torna la carne marrón.

Bananas Manténgalas en la mesada o en un gancho para bananas, fuera del refrigerador donde no pueden madurar de forma natural. Se madurarán demasiado rápido si pone muchas juntas, por lo tanto, debe mantenerlas separadas tanto como sea posible. Las bananas son perfectas para comer cuando comienzan a desarrollar un pequeño número de puntos oscuros y el verde se ha ido; eso es cuando los almidones de la fruta se han convertido en azúcares. Cuando empiezan a desarrollar demasiados puntos negros, si no va a utilizar las bananas al día siguiente o a los dos días, simplemente pélelas, divídalas en tercios, congélelas en bolsas de sándwich Ziploc, y utilícelas más adelante en batidos. Si están todas juntas, simplemente golpee la bolsa de trozos de banana congelada en la mesada y se separarán. O puede congelarlas rápidamente por separado, en una bandeja de horno antes de ponerlas en bolsitas. Si usted pela una banana de abajo hacia arriba, los pequeños hilos se despegarán mejor.

Si desea acelerar la maduración de las bananas, colóquelas en una bolsa de papel con una manzana y enrolle la parte superior para cerrarla. Los gases que emite la manzana aceleran el proceso y al día siguiente las bananas estarán maduras.

Manzanas Consérvelas fuera del refrigerador, para que no se conviertan en "harinosas". Emiten gas etileno que oxida otras frutas, por lo que no las coloque junto con las papas (se van a brotar) o cualquier otra fruta que no quiera que se madure rápidamente. (Por otro lado, si desea acelerar la maduración de las bananas, póngalas en una bolsa de papel marrón con una manzana).

Melones Manténgalos en la mesada si necesitan maduración, o en el refrigerador si están maduros y desea extender su frescura. Se puede decir que un cantalupo está listo para comer cuando siente olor maduro y fragante. Cuando el cantalupo es de color verde, no podrá oler nada. (Esto no funciona con melones de piel lisa y delgada, como los melones rocío de miel. La mejor forma de probar los melones rocío de miel o las sandías es comprar uno con ásperas "picaduras de insectos" de color marrón en la piel).

Naranjas y otros cítricos Guárdelos en el refrigerador.

Piñas y mangos Manténgalos en la mesada si necesitan maduración, o consérvelos en el refrigerador si están maduros y desea extender su frescura. Una piña está madura si tiene un trasfondo amarillo en vez de verde debajo de las escamas de color marrón, y si se puede sacar fácilmente una de las hojas de la parte superior. Un mango maduro estará un poco "blando" cuando se apriete ligeramente, y uno verde madurará en la mesada o en la repisa de la ventana en unos cinco días.

Tomates Manténgalos fuera del refrigerador para evitar que se pongan "harinosos", que es una textura desagradable para la mayoría de las recetas.

12

Siembre cultive sus propias verduras

¿Por qué tener una huerta?

Tener una huerta es la mejor manera de hacer batidos verdes baratos. También le permite tener control sobre la calidad de su comida, ya que se puede tener una huerta orgánica muy fácilmente. Tiene otros dos beneficios secundarios: la autosuficiencia en caso de emergencia y ayudar a enseñar a sus hijos un buen trabajo y principios de recompensa.

Las personas que cultivan alimentos tienden a comer productos agrícolas más frescos y tienen una ventaja en cualquier tipo de situación de emergencia, tales como la pérdida del empleo. Cultivar es un excelente hábito para enseñar a los niños la "ley de la cosecha" de forma muy directa, que lo que se siembra (con esfuerzo), se cosecha.

Saundra Lorenz y sus colegas investigadores de la Universidad Texas A & M descubrieron que cuando los niños trabajan 30 minutos semanales en una huerta, son más propensos a comer verduras. Lorenz señaló que los niños pequeños a menudo piensan que la comida viene de una tienda de comestibles, y dejarlos trabajar en una huerta les ayuda a establecer una conexión con su fuente de alimentos, lo que hace que los alimentos vegetales naturales sean más atractivos.

Mis hijos cuidan el huerto y recogen las malezas durante todo el verano; se emocionan mucho al traer la comida a nuestra mesa durante el verano. Plantamos rábanos, no porque me gusten particularmente, sino porque son el "refuerzo a corto plazo" para el nuevo pequeño jardinero: en solo unas pocas semanas después de plantar las semillas, están listos para que los recojan los niños pequeños con poca capacidad de atención. Ser capaz de utilizar las hojas de los rábanos en batidos les enseña el principio de "reducir, reutilizar, reciclar" que ahora escuchan en la escuela, pero que a menudo no vemos en práctica en los hogares estadounidenses.

A muchos jardineros les gusta cultivar verduras y luego se preguntan qué hacer con todo cuando las plantas ofrecen un rendimiento. Esa es la belleza de su nuevo hábito del batido verde: un lugar para utilizar todo tipo de locos alimentos verdes, todos los días. Y lo que no se puede utilizar, se puede congelar.

Mi religión respalda un conjunto de escrituras modernas (reveladas en la década de 1830) llamado "Doctrina y convenios". Cito el artículo 89, versículos 10 y 11 siguientes: Las personas de los Santos de los Últimos Días (mormones) creen que Dios les está hablando directamente a los hombres de nuestro tiempo sobre nuestra dieta: "De cierto os digo, que toda hierba saludable que Dios ha dispuesto para la constitución, naturaleza y uso del hombre: Cada hierba en su sazón y cada fruta en su sazón; todas éstas para que sean usadas con prudencia y acción de gracias".

¿Qué significa esto: usar hierbas y frutas en su sazón? Algunos teorizan que nuestro suministro de alimentos está diseñado para proporcionar los nutrientes que necesitamos, precisamente en la época del año que los necesitamos. Algunos expertos y antiguas filosofías orientales dicen que ciertas vitaminas y minerales son importantes para las funciones que realiza el organismo en diversas partes del año, que algunas veces son para la limpieza, algunas son para el desarrollo, algunas son para trabajar, etc.

Esto encajaría bien con cualquier teoría que diga que Dios provee para las necesidades de sus hijos, o cualquier teoría acerca de un mundo en evolución para satisfacer las necesidades de sus habitantes. Y, por supuesto, sugiere que los mejores alimentos para nosotros son los proporcionados en nuestro propio suelo, en la temporada en la que esas semillas estaban destinadas a crecer. En otras palabras, por ejemplo, el cuerpo necesita de la espinaca y las fresas durante la primavera y el otoño, y del repollo a finales del otoño.

Otra ventaja de cultivar sus propios alimentos es la menor dependencia de los combustibles fósiles. Nuestro suministro de alimentos se ha vuelto muy caro en términos de combustibles fósiles utilizados para poner nuestra comida en barcos, camiones y aviones. Tenemos acceso a la producción agrícola de todo el mundo, pero ¿a qué costo? Cuando compramos productos agrícolas locales o, aún mejor, cuando cultivamos nuestros propios alimentos, nuestra huella de carbono se hace mucho más pequeña y contribuimos a hacer del mundo un lugar mejor para los que vendrán después que nosotros.

Tener las manos y los pies en contacto con la tierra es energizante de una forma muy elemental. Estábamos destinados a tener contacto con el suelo y, de hecho, recogemos grandes antioxidantes de la "tierra": al estar nuestros pies en contacto con la tierra. También estábamos destinados a estar en el sol. La exposición al sol nos da la tan necesaria vitamina D para trabajar con el calcio y construir la masa ósea. Los rayos del sol también nos dan una sensación de paz y bienestar, y conexión con la vida y la naturaleza.

Lo que necesitará

Usted necesitará un espacio de huerta (idealmente con cajas de madera de un pie cuadrado) o macetas para horticultura en el patio si usted no tiene patio trasero (y un enrejado si quiere plantar vegetales de enredadera).

Es posible que desee comprar compost para agregar a la tierra, y considerar la construcción de una o más casillas de compost en el patio trasero para reutilizar los residuos de la planta. Los materiales convertidos en compost deben ser parcialmente verdes (sus restos de comida) y en parte marrones (hojas muertas, por ejemplo), y deben ser revueltos varias veces a lo largo de varios meses, ya que se descomponen. Descomponer una pila de compost lleva unos cuantos meses, o incluso un año, hasta formar un buen fertilizante para usar en su huerta.

Necesitará un paquete de semillas no híbridas, sin tratamiento químico para cada uno de los vegetales que le gustaría sembrar. Esas se llaman semillas "tipo *heirloom*", y una buena fuente es www. heirloomseeds.com. O bien, el 1 de mayo en casi todos los tipos de climas, puede comprar plántulas de tomates, pimientos, repollo y muchas otras plantas en su vivero local.

Considere la compra de un congelador grande nuevo o usado para poner en el garaje. Después de la horticultura, esta es la segunda mejor manera de ahorrar dinero para comer una dieta basada en vegetales. Además, así puede extenderse dramáticamente la vida de sus productos de huerta, lo que le dará vegetales y frutas durante el invierno. También le permite comprar semillas y frutos secos a granel a través de cooperativas.

¿Qué pasa si no tengo espacio?

Muchas comunidades ofrecen espacio para practicar la horticultura de forma gratuita o por un precio muy bajo, así que pregunte en su ciudad sobre los recursos disponibles. Cuando yo era una joven universitaria casada que vivía en apartamentos, igualmente podíamos tener enormes huertas. Eso gracias a que un año le preguntamos a un vecino de edad que tenía espacio en el jardín sin usar que nos lo prestara para utilizarlo. Otro año usamos los lotes para huerta comunitarios de la universidad. Viene a mi mente la frase "Querer, es poder". Hace varios años, con una casa nueva y todavía sin jardín, le dije a la congregación de la iglesia que, como no teníamos una huerta, si alguien tenía productos agrícolas adicionales, que me avisara. ¡Nunca hemos comido tan bien como ese verano!

También puede utilizar ollas en los patios o porches más pequeños. Conozco personas que tienen una abundante cosecha de plantas de enredadera hasta en sus enrejados y gracias al uso ingenioso de las ollas. Una pequeña caja de cultivo de cuatro por cuatro pies también puede asentarse en concreto, y seis pulgadas de tierra alcanzan para cultivar la mayoría de los cultivos. Una vez participé en un *reality show* de televisión donde, para mejorar la nutrición de una familia cuya dieta se basaba en la comida rápida, instruí al equipo de televisión para construir una impresionante huerta ¡en una caja para horticultura de seis por seis pies cuadrados sobre el *half-pipe* de hormigón que estaba ubicado en un pequeño patio trasero! Sabía que amaban la salsa, por eso, me cercioré de que tuviera tomates, pimientos, cebollas, cilantro e, incluso, algunas flores.

¿Qué debo cultivar?

A continuación, enumero las verduras de hoja y las frutas que puede sembrar (y algunos vegetales de raíz que tienen hojas verdes que se pueden utilizar), según el espacio que tenga. Algunos vegetales (como el calabacín) no son los que usted por lo general tiene en mente cuando piensa en las verduras de hoja, pero que sin duda puede incluir a hurtadillas en algunos de sus batidos.

Acelga suiza	Espinaca	Mesclun (verduras mixtas)
Bayas de goji	Frambuesas	
Calabacín	Fresas (perennes)	Rábanos
Col rizada	Lechuga (todas las variedades)	Remolachas
Endibia		Repollo
Escarola		Zanahorias

¿Cómo puedo cultivar verduras de hoja?

Las verduras crecen mejor en un buen suelo fertilizado o en uno más pesado, en lugar de suelos ligeros y arenosos. Crecen bien cuando se añade estiércol al suelo en el otoño y se les da tiempo durante el invierno para que se conviertan en parte del suelo. El estiércol de gallina, que tiene los más altos niveles de nitrógeno, es el mejor porque las verduras frondosas utilizan mucho nitrógeno. No agregue estiércol "verde" (o fresco) durante la primavera justo antes de la siembra. Si fertiliza durante la primavera, asegúrese de utilizar material viejo para que no "queme" sus plantas en floración. (He aprendido esa lección a la fuerza).

El estiércol proporciona niveles constantes de nutrientes para la planta, por eso es perfecto para la horticultura orgánica. Dar a sus plantas fertilizantes químicos es el equivalente a tomar una vitamina sintética: es como recibir muchos nutrientes de menor utilidad todos al mismo tiempo, y luego sufrir de hambre hasta la próxima fertilización.

Por el contrario, usted querrá recibir un flujo constante de verduras para sus batidos en el transcurso de muchos meses, para ello, debe escalonar las siembras. Por lo general, si tiene una invasión de plagas, estas se centrarán en una parte de la plantación y no atacarán las plantaciones anteriores. Esto le da tiempo para hacer frente a las plagas antes de que hayan invadido más de su huerta.

Tenga en cuenta que las verduras de hoja como la lechuga y la rúcula necesitan ser cosechadas al poco tiempo que crecen. De lo contrario, se tornan de un sabor más amargo. Las siembras escalonadas son aún más importantes si desea extender su rendimiento.

En general, las verduras de hoja necesitan alrededor de una pulgada de agua por semana. Sobre todo en las horas más calurosas del verano conviene extender esa medida y regar más de dos por semana. Después que la semilla brota y se ve un brote verde que sobresale del suelo, ya no es necesario mantener el terreno constantemente húmedo.

Recoja sus verduras por la mañana o por la noche, no durante el calor del día. Tendrán mejor sabor y durarán más tiempo en el refrigerador.

¿Qué pasa con los productos orgánicos?

Además del ahorro y la notable mejora del sabor, las verduras de cosecha propia tienen otra gran ventaja: se cultivan fácilmente de manera orgánica. Algunos estudios muestran que los productos orgánicos tienen concentraciones más altas de vitaminas y minerales, y otros estudios han descubierto que los productos agrícolas "convencionales" (fumigados) son equivalentes en cuanto a los nutrientes a los orgánicos. No se llegó a un acuerdo sobre si los niveles de nutrientes son más altos o no, pero lo que es evidente es que los productos agrícolas no fumigados tienen menor cantidad de plaguicidas tóxicos y de los residuos provenientes de los herbicidas. Si no puede pagar los productos orgánicos (e incluso si puede), cultivar verduras en su jardín es una excelente opción. Si compra verduras convencionales y utiliza un enjuague para verduras (disponible en tiendas de alimentos naturales o en línea) y las enjuaga bien, eso lo ayudará a reducir significativamente los residuos de pesticidas. Recuerde que la proteína animal tiene mayor concentración de las mismas toxinas, ya que se acumulan en los órganos y en la carne, así que no decida alejarse de los productos agrícolas si a lo único que tiene acceso es a productos convencionales. Los alimentos alternativos son peores.

Me gusta apoyar a los productores locales en lugar de a los conglomerados internacionales siempre que sea posible. El envío de alimentos a todo el planeta es único para las generaciones que actualmente viven en la Tierra. Esta práctica consume una gran cantidad de energía no renovable. Una de las mejores cosas sobre la horticultura es el hecho de causar menos daño al medioambiente al crear una menor huella de carbono y dejar más recursos para las generaciones futuras.

¿Por qué debería considerar la horticultura para espacios reducidos?

Para espacios reducidos, o para aprovechar al máximo el espacio que tiene, le recomiendo hacer el huerto de pie cuadrado, lo que maximiza el rendimiento. Usted está cultivando un huerto en base al espacio en lugar de las filas, lo que le permite obtener el doble de la cantidad de productos agrícolas en la mitad del espacio.

En un pie cuadrado, es posible cultivar nueve remolachas, o cuatro cabezas de lechuga, o una caña de maíz o una planta de tomate. Este método es ecológico porque utiliza mucha menos agua que la necesaria para un huerto tradicional. También tiene menos cantidad de malezas y un espacio diseñado para tener un mejor acceso, ya que los armarios de cultivo están arriba de la tierra. El autor de este sistema dice que el huerto del pie cuadrado utiliza un 80 % menos de espacio, tiempo (especialmente al no tener que quitar la maleza), agua, y de dinero que el método tradicional.

También recomiendo que planifique con antelación para escalonar las siembras (plantar verduras y hortalizas más resistentes tan pronto como sea posible) para que su cosecha no crezca toda a la vez, y obtener mucho más de lo que necesita. Con siembras escalonadas, disfrutará de verduras por un período prolongado. El huerto del pie cuadrado es la manera perfecta de lograr lo siguiente: Salgo todos los sábados a partir de abril, planto lo suficiente para cubrir un pequeño espacio cada semana de verduras de hoja, remolacha, maíz y otros cultivos que más me gusta ampliar.

Si vive en climas que son fríos y con nieve durante el invierno, se pueden plantar algunos cultivos en tres a cinco semanas antes de la última helada de primavera, como se indica a continuación. En Utah, esperamos que el 1 de mayo, aunque en raras ocasiones más tarde si es principiante en la práctica de la horticultura, tendrá que acostumbrarse al hecho de que ¡la naturaleza no ofrece garantías! Los cultivos de clima cálido se plantan el 1 de mayo (y luego contenga la respiración y cubra sus tomates si se pronostican heladas). Pero estas son algunas excepciones:

Ya en la *primera semana de abril* puede plantar:

Guisantes y espinacas de semilla; brócoli y repollo de plántulas.

Ya en la *segunda semana de abril* puede plantar:

Remolachas, zanahorias, rábanos, lechuga y acelga de semillas; cebolla.

Asegúrese de construir cajas con madera sin tratar que no filtrarán productos químicos en el suelo y, por lo tanto, en su comida. Las cajas se asientan en el suelo y pueden ser de 4' x 4', 4' x 6', o incluso de 2' x 2'. Puede utilizar cuerda atada alrededor de clavos o tornillos para dividir las cajas en espacios de 1' x 1'.

Planeo mi jardín de pies cuadrados en mesas que coinciden con cada una de las cajas, similares a la de 6' x 4' del dibujo a continuación. Planifico las plantaciones escalonadas al detallar la fecha en la que quiero plantar ese cultivo en cada caja. Luego marco cada espacio después de plantarlo con una marca de verificación para realizar un seguimiento de riego.

Zanahorias	Espinaca	Espinaca	Espinaca	Acelga	Acelga
1 de abril	1 de abril	8 de abril	15 de abril	1 de abril	8 de abril
Zanahorias	Espinaca	Espinaca	Espinaca	Rábanos	Rábanos
8 de abril	1 de abril	8 de abril	15 de abril	1 de mayo	1 de mayo
Zanahorias	Espinaca	Espinaca	Espinaca	Remolachas	Rábanos
15 de abril	1 de abril	8 de abril	15 de abril	1 de mayo	15 de abril
Zanahorias	Espinaca	Espinaca	Espinaca	Remolachas	Rábanos
22 de abril	1 de abril	8 de abril	15 de abril	15 de mayo	1 de mayo

Plantar 16 por cuadrado: rábanos, zanahorias

Plantar 9 por cuadrado: remolachas, espinacas

Plantar 4 por cuadrado: lechuga, acelga, perejil

Plantar 1 por cuadrado: repollo, col rizada

Riegue los cultivos recién plantados todos los días hasta que vea que la planta sobresale del suelo. (Si la semilla se seca, se muere). Después de que aparezca la planta, puede regarla cada tres días (o dos si hace mucho calor afuera durante el día).

Una de las mejores razones para hacer un huerto de pie cuadrado es que a menudo se pueden obtener dos cosechas de un cuadrado en una temporada. Por ejemplo, en abril, se puede plantar lechuga de climas fríos que madura rápidamente. A continuación, puede recogerla a finales de mayo, añadir un poco de compost para ese cuadrado, y plantar algunos rábanos o remolachas en ese espacio.

Para obtener información detallada sobre este método de horticultura, recomiendo leer *Square Foot Gardening* (Huerto de pie cuadrado) de Mel Bartolomé. Puede aprender más sobre la vid en el método de pies cuadrados, la construcción de enrejados para la vid (yo uso la cerca al lado de mi jardín, pero hicimos construir enrejados de metal en nuestra última casa), cómo plantar pequeños vegetales fáciles de cultivar, como los rábanos en el mismo espacio en torno a una planta como el pimiento que toma algún tiempo para madurar, y mucho más.

¿Cómo puedo mantener las plagas bajo control sin utilizar productos químicos?

Un montón de técnicas naturales y seguras pueden ayudar a que prosperen los buenos organismos en su jardín mientras que matan a los malos.

Emplee siembra de compañía Plante un cuadrado de caléndulas, cebollas o ajo en forma intercalada en sus cajas de huerto, porque las plagas tienden a evitar esas plantas.

Use ajo, cebollas, pimientos picantes Estos alimentos matan a los insectos de cuerpo blando y paralizan insectos voladores, y actúan como un fungicida y repelente de conejos. Licúe algunos de estos vegetales en el agua en su licuadora de alta potencia y rocíe la mezcla sobre las plantas y el suelo. (Vierta agua hervida mezclada con ajo en hormigueros en ebullición).

Use vinagre de sidra de manzana, clavos de olor molidos Use 1 o 2 cucharadas por galón de agua para un fungicida leve o fertilizante líquido ácido que también contiene muchos oligoelementos que actúan como fertilizante. Los clavos matan a los insectos voladores.

Use harina de maíz, tierra de diatomeas Espolvoree sobre el suelo o trabaje en la parte superior del suelo. La tierra de diatomeas puede trabajar en su suelo durante muchos años; son los restos petrificados de los insectos y desgarra el sistema digestivo de los insectos y los deshidrata. (Esto matará a las abejas, por lo que evite pulverizar, ya que hay escasez de abejas).

Coloque trampas Corte una lata o envase de leche con fruta podrida, vierta un líquido que contenga agua con 2 cucharadas de jabón y aceite vegetal para eliminar las plagas y, opcionalmente, 2 cucharadas de melaza para atraer a más plagas.

Mate caracoles y babosas Rocíe productos que contengan carbonato de calcio como la cal, dolomita, o cáscaras de huevo trituradas en el suelo donde viven los caracoles y las babosas; las propiedades antifúngicas son otra ventaja.

Utilice agua ácida   También puede rociar las hojas de sus plantas con agua ácida si tiene un ionizador de agua (un tema cubierto en GreenSmoothieGirl.com, *12 Steps to Whole Foods*) para matar varias plagas.

Espere para plantar   De acuerdo con los antiguos horticultores, los pepinos y las calabazas crecen mejor cuando se plantan el 1 de junio. A menudo, cuando planto el 1 de mayo, se mueren por los problemas de plagas. Cuando espero, crecen y florecen rápidamente, y se cosechan bien.

Siéntase libre de mezclar y combinar, para hacer tés de una variedad de los compuestos naturales repelentes de plagas mencionados anteriormente.

¿Cómo puedo obtener productos agrícolas en el invierno?

Si desea ampliar la vida de su huerta y cultivar verduras de hoja de clima frío sin necesidad de tener un invernadero caro y complicado, le recomiendo encarecidamente leer *Four-Season Harvest: Organic Vegetables from Your Home Garden All Year Long* (*Cuatro estaciones de cosecha: vegetales orgánicos de la huerta de su hogar todo el año*) de Eliot Coleman. El autor vive en Maine y cultiva verduras de hoja resistentes como canónigos y espinacas durante todo el invierno, con modificaciones a las cajas de huerto de pie cuadrado que protegen a las plantas y permiten que el sol caliente a través de plexiglás. También puede interactuar con los demás y hacer preguntas acerca de las cuatro estaciones de cosecha en línea, donde las comunidades de apoyo están prosperando.

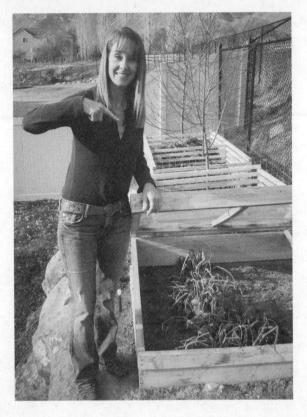

En la foto de arriba estoy yo abriendo una de mis cajas de cultivo de invierno en marzo de 2008 después de todo un invierno (extremadamente frío) y un completo abandono de mi parte. Había plantado cebolla, espinaca, acelga al final del otoño y, para mi deleite, me encontré que estaban en crecimiento a finales de marzo.

¿Cómo hago compost?

Como alguien que come una gran cantidad de alimentos de origen vegetal, usted tiene muchas cáscaras y otros residuos vegetales a los que les debe dar un buen uso y proporcionar una nutrición reciclada a sus plantas (y luego, a usted). Contamos con tres pilas de compost que rotamos para hacer un buen suplemento de suelo para nuestra huerta. Tiramos residuos vegetales y restos de césped en la primera de ellas hasta que tengamos suficiente, y entonces mezclamos esa capa "verde" con la capa "marrón" de hojas o aserrín. Cuando nuestros vecinos están embolsando sus hojas en el otoño, nos llevamos algunas a casa, hacemos agujeros en las bolsas, y dejamos que el agua de la lluvia y la nieve se filtre a través de las bolsas para descomponer su contenido, además de utilizar nuestra hojas (sin embolsar) para mezclar con compost verde.

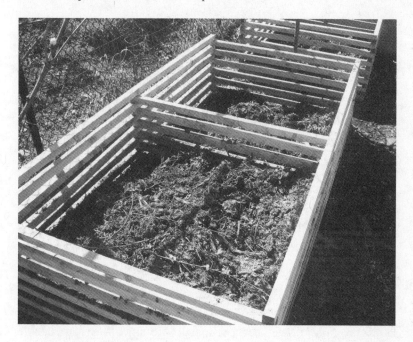

Después, dejamos de añadir a una pila de compost, tiramos nuestros recortes y cáscaras en la segunda pila, mientras que la primera se descompone para usarla en la próxima siembra. Al girar las tres pilas, tenemos una que está lista para su uso en un huerto, una a la que le estamos agregando cosas constantemente, y una tercera a la que no estamos agregando nada, pero que todavía necesita un poco de tiempo de descomposición.

Nuestras pilas de compost también crean algunos beneficios extraños que no están relacionados con el reciclaje ni con la buena nutrición. Nuestros perros comen de inmediato algunas de las cáscaras y otros residuos que tiramos en las cajas, lo que me indica que quieren recibir una mejor nutrición que la comida típica de perro hecha de productos de origen animal. ¡Además, durante el invierno de 2 007/2 008, una familia de hurones se instaló en una de nuestras cajas, y una familia de codornices en otra caja!

¿Cuáles son los ingredientes para batidos verdes más fáciles de cultivar?

Mi verdura de hojas favorita para cultivar es la acelga, porque es fácil de cultivar y muy prolífica, continúa creciendo incluso después de que la espinaca haya granado. Tengo acelga fresca de mayo a octubre, literalmente la mitad del año, a pesar de estar en un clima frío. ¡Puede cortar los tallos de acelga de la planta, y la acelga vuelve a crecer! Congelar mi abundante cosecha de acelgas también me permite en invierno hacer batidos con verduras de hojas, así que puedo tener acceso a ese alimento prácticamente todo el año. Compro semillas de acelga arco iris y de acelga suiza por la variedad en la alimentación.

Me encanta la espinaca y recomiendo plantarla lo antes posible en la primavera, y también hacia el final del otoño, ya que estará latente durante el invierno y de repente explotará con un crecimiento en el comienzo de la primavera, lo que permite cosecharla mucho antes de lo que podría haberla plantado y cultivado. Si los veranos son calurosos, no tendrá espinaca después de que la temperatura alcance los 90 grados, ya que esta verdura grana con bastante facilidad.

También me parece que la remolacha es muy fácil de cultivar y de usos múltiples, ya que me gusta mucho la raíz que crece por debajo del suelo y las hojas verdes para usar en diferentes recetas. Yo afino las hojas de la remolacha al cortar algunos tallos cada vez que salgo al jardín para buscar espinaca y acelga. Las remolachas crecen en unos pocos meses, pero siéntase libre de utilizar algunas de las hojas de remolacha antes (solo saque algunas hojas para ayudar al crecimiento de la raíz vegetal).

En resumen, cultive estos ingredientes básicos para obtener verduras frescas por seis meses y verduras congeladas por otros seis meses, más o menos dependiendo del clima del lugar donde se encuentre y la estación para cultivar:

Acelga	Espinacas	Rábanos
Canónigos	Lechugas	Remolachas
Col rizada	Nabos	Repollo

13

Batidos verdes

Los tres planes en este capítulo están diseñados para ayudarlo a sacar el máximo provecho de sus batidos verdes. Si usted quiere eliminar rápidamente las toxinas de su cuerpo, bajar de peso de una manera segura y saludable, o cambiar totalmente la forma en que vive y convertirse en una chica o chico GreenSmoothie, aquí encontrará el plan que lo ayudará a hacerlo de una manera segura y saludable.

Rápida desintoxicación natural de tres días

Para aquellos que están en la transición de una dieta estadounidense bastante estándar, le recomiendo usar este programa solo después de unas pocas semanas o incluso meses de beber un cuarto de galón de batido verde al día. La desintoxicación, que a veces puede ser el resultado de una limpieza con batidos verdes si su cuerpo está muy intoxicado, puede ser un golpe para los sistemas del cuerpo. ¿Cómo saber si usted está muy intoxicado? Padecer muchas enfermedades crónicas constituye solo uno de los signos. Otro signo es llevar una vida con hábitos como los de beber alcohol o fumar, consumir por un largo periodo alimentos procesados, gaseosas, carne y productos lácteos, o tener la costumbre de no beber suficiente agua.

Por eso, es conveniente ir avanzando de a poco hasta adoptar un programa de desintoxicación como este y primero comenzar con un proceso de desintoxicación más lento al tomar un cuarto de galón de batido verde al día. Puede omitir este paso preliminar si ya ha estado comiendo un montón de alimentos naturales, verduras crudas y frutas durante dos meses o más. Lea la sección "¿Qué hacer al producirse una reacción durante el proceso de desintoxicación?" de este libro para ver una introducción a lo que puede esperar cuando su cuerpo comience a utilizar las excelentes materias primas que le suministre para limpiar, reparar y reconstruir muchos órganos dañados o enfermos, y funciones en su cuerpo.

Esta desintoxicación de tres días es fácil y genial para:

- Perder varias libras rápidamente.
- Dar a los riñones, el hígado y el sistema digestivo el descanso que necesitan, para reducir el riesgo de desarrollar cálculos biliares y renales, o para eliminar las piedras existentes.
- Recuperarse de un viaje largo o un período de mala alimentación.
- Eliminar las impurezas a través de la piel y lograr una mejor salud cutánea.

Puede realizar este programa de desintoxicación mientras vive su vida normal, con todas sus exigencias. Puede ir a trabajar, practicar deportes o hacer ejercicio como lo hace normalmente, o cuidar a los niños. Lo mejor de todo esto es que, en lugar de someterse a un ayuno completo, obtendrá el nivel de azúcar en sangre correcto, una buena nutrición y las calorías suficientes para mantener la energía.

Puede elegir cualquiera de las recetas de este libro para usar en esos tres días. Compre la cantidad de ingredientes suficiente que necesitará con antelación. Prepare todos sus batidos verdes temprano en la mañana (aproximadamente 96 onzas) para que estén listos para beber en cualquier momento que tenga hambre, para que la tentación de comer otras cosas sea menos intensa.

QUÉ COMER:

No ingiera otra cosa que no sea un batido verde y, entre uno y otro batido, beba de 8 a 10 vasos de agua pura (preferiblemente alcalina).

Beba la cantidad de batido verde que desee (cualquiera de las recetas de este libro que sea de 3 cuartos de galón es un buen suministro para un día).

Agregue de 1 a 2 cucharadas de aceite de linaza por día, o un aguacate, a su jarra de batido verde.

Puede tener hambre de vez en cuando, pero beba un batido verde cada vez que desee comida.

Desintoxicación para bajar de peso rápidamente en treinta días (pérdida de peso)

Este programa más significativo implica asumir un compromiso por un período mayor, con mayores beneficios, que incluyen:

- Perder diez libras o más (para los que necesitan bajar de peso).
- Fortalecer considerablemente los órganos de eliminación.
- Descomponer y eliminar gran parte de la placa mucosa endurecida acumulada durante años en todo el recorrido de los más de 100 pies de su tracto digestivo.
- Recuperar la regularidad del colon con heces blandas pero formadas.
- Comenzar a revertir algunas enfermedades, especialmente al seguir el programa "Green Smoothie for Life" (Batidos verdes de por vida) cuando haya terminado.

Este programa consiste en beber medio galón de batidos verdes por día, además de comer otros alimentos vegetales crudos únicamente. Si se le antoja la comida cocinada, cocine al vapor algunos vegetales u hornee una papa. Coma libremente esos alimentos (hay muchas recetas apropiadas en *12 Steps to Whole Foods* (Los 12 pasos hacia los alimentos naturales) en GreenSmoothieGirl.com):

- Ensaladas de verduras de hoja y otras ensaladas de alimentos crudos
- Granos germinados, legumbres, frutos secos y semillas
- Frutas (como bayas, bananas, cítricos como la naranja y el pomelo, frutas tropicales como el mango y la piña, cerezas, manzanas, peras)
- Vegetales de todo tipo, como el ñame o la batata, judías verdes, zanahorias, coliflor, brócoli, espárragos, remolachas, nabos, apio, alcachofas
- Hierbas frescas o secas como la albahaca, la menta, el orégano, estragón
- Hasta ¼ de una taza de semillas como lino, chía, girasol, sésamo, calabaza, especialmente las semillas brotadas (remojadas durante la noche)
- Hasta ¼ de una taza de frutos secos como almendras, anacardos, avellanas, nueces de macadamia crudas (sin sal/ tostadas)

Como opción, puede comer:

- Pequeñas cantidades de salsas y aderezos crudos, aceites prensados en frío, o postres elaborados a partir de ingredientes crudos
- Galletas hechas de semillas, frutos secos y vegetales con un deshidratador

Evite ingerir estos alimentos:

- Café, té y alcohol
- Harina blanca
- Azúcares refinados y edulcorantes químicos (jarabe de maíz, azúcar blanco, NutraSweet, Splenda, etc.)
- Carne de res, aves, pescado, mariscos, carne de cerdo

- Productos lácteos
- Aceites excepto pequeñas cantidades de aceites vírgenes, procesados en frío (como el de oliva o de coco)

Batidos verdes de por vida (el cambio de estilo de vida permanente)

Beber un cuarto de galón de batido verde al día, de por vida, según un estudio realizado por GreenSmoothieGirl.com, logra:

- Alcanzar el peso ideal a largo plazo.
- Reducir significativamente el riesgo de desarrollar enfermedades.
- Aumentar dramáticamente el nivel de energía.
- Cambiar de forma permanente los patrones digestivos, al eliminar los desechos en un plazo de 12 a 24 horas.
- Disminuir el deseo de ingerir azúcar refinada.
- Eliminar durante el primer año la pesada placa mucosa acumulada en el sistema digestivo, así como los metales pesados y otros materiales tóxicos.
- Solucionar los problemas de deficiencia de minerales, de ese modo, las uñas se fortalecen y crecen más rápido, el pelo se hace más fuerte y el pelo gris, posiblemente, vuelva a su color natural.
- Aumentar el deseo sexual y reducir los síntomas premenstruales o la irregularidad de la menstruación.

Este programa, Batidos verdes de por vida, es el estilo de vida que este libro, junto con mis esfuerzos como autor y conferenciante y mi ejemplo, intentan promover. Es el programa que mi familia y yo hemos seguido durante muchos años con gran éxito, incluso al viajar, asistir a fiestas, y al comer en restaurantes al igual que el resto de las personas, que viven en el "mundo real". Es decir, asumir el compromiso de beber un cuarto de galón de batido verde al día, y comer una dieta "en su mayoría cruda". Incluso si usted quiere vivir en el mundo real donde comer una dieta a base de alimentos vegetales 100 % crudos es difícil y hasta casi imposible, prácticamente cualquier persona puede comprometerse a comer una dieta a base de alimentos 60–80 % crudos todos los días.

Entonces, este es un programa para alcanzar un estado de salud excelente, un alto nivel de energía, un mínimo porcentaje de riesgo de padecer enfermedades y el peso ideal. Haga esto todos los días:

- Beba un cuarto de galón o más de batido verde al día (en cualquier momento: durante el desayuno, el almuerzo, la merienda, en dos o más veces, siempre que lo desee).
- Coma una dieta de alimentos vegetales 60–80 % crudos que incluya verduras de hoja, vegetales, frutas, frutos secos, semillas, y granos, legumbres, frutos secos y semillas germinados.
- Coma el resto de los alimentos de la dieta con granos enteros y legumbres en su mayoría, o vegetales al vapor o ligeramente salteados.
- Coma menos del 5 % de proteína animal (preferiblemente nada, salvo yogur o kéfir).
- Elimine o coma muy escasamente azúcar, harina blanca, carne animal y productos lácteos, sal refinada, comidas rápidas y otros alimentos procesados.

En mi sitio web y en los *blogs*, a menudo recito las alabanzas de un régimen de lavado de colon llamado *Arise & Shine* (ariseandshine. com). La buena noticia es que, si bien esta limpieza es un poco cara y lleva mucho tiempo realizarla, logra resultados muy buenos en solo 28 días o menos, y no es la única manera de limpiar los años de basura acumulada en sus más de 100 pies de tracto digestivo.

Si se adhiere al programa antes mencionado y minimiza o elimina la carne y los alimentos procesados por completo, usted, con el tiempo, logrará una desintoxicación impresionante, incluida la descomposición o eliminación de la placa mucosa endurecida que el Dr. Bernard Jensen demostró ampliamente en sus estudios realizados a miles de pacientes. Puede confiar en que los alimentos naturales mezclados harán su trabajo de limpiar el sistema digestivo y absorber las toxinas, incluso las que han estado allí durante décadas. Se necesitan más que tres o cuatro semanas de limpieza conforme al programa Arise & Shine, pero es muy efectivo a un plazo más largo si se compromete y cambia su estilo de vida.

¿Qué hacer al producirse una reacción durante el proceso de desintoxicación?

Quizá el aspecto más confuso sobre el hecho de adoptar el hábito del batido verde es cuando espera buenos resultados y, por el contrario, se siente terrible. Por desgracia, esa es una consecuencia común, sin embargo, es solo a corto plazo. Cuando el cuerpo comienza a reconocer que ingiere nuevos materiales buenos, todos sus sistemas aprovecharán la oportunidad para empezar a utilizar esos materiales para limpiar la casa y comenzar la reconstrucción. Muchos órganos de eliminación, incluido el colon, el hígado, los riñones, la piel y el sistema linfático, empiezan a trabajar a toda marcha. A veces, se pueden abrumar y obstruir por el diluvio de toxinas que tratan de salir a través de diversas vías.

Más del 80 % de los encuestados en mi investigación informaron que no sufrieron reacciones por desintoxicación en absoluto, ya que comenzaron el nuevo hábito de beber al menos una pinta de batido verde tres veces a la semana. (Y las reacciones por desintoxicación se pueden retrasar, no siempre se llevan a cabo de inmediato tras comenzar un nuevo hábito de salud). Sin embargo, una minoría de las personas experimenta uno o más síntomas. Estas reacciones fueron informadas por al menos una persona en mi estudio; las primeras respuestas fueron dadas por varias personas y las que aparecen en la última mitad de la lista fueron proporcionadas por una sola persona:

Dolores de cabeza	Calambres	Mucosidad en la
Erupciones en la piel	Estreñimiento	parte posterior de la garganta
Diarrea	Vértigo	Dolor hepático
Náuseas	Mareos	Cambios de humor
Meteorismo	Desmayos	
Gases	Letargo o debilidad	Depresión
	Rinorrea	Crisis emocional

¿Qué debe hacer, entonces, si experimenta alguno de estos síntomas? Para empezar, deben reconocer los síntomas de malestar como lo que son: señales positivas, y no abandonar un buen hábito nuevo, si bien es posible que desee reducir la velocidad al disminuir su consumo de batidos por unos días.

En segundo lugar, deben beber más agua para eliminar las toxinas acumuladas que necesitan ayuda para ser evacuadas. Para la persona promedio, eso debería ser alrededor de ocho vasos de agua, tal vez más para las personas que tienen una gran contextura. Beba agua 20 minutos o más antes de una comida, o dos o más horas después de la comida, de esa forma el agua no diluye los jugos gástricos cuando el alimento está en el estómago. Algunas sugerencias para tomar suficiente agua durante su programa incluyen, en primer lugar, adquirir el hábito de beber una pinta de agua inmediatamente después de despertarse, porque se levanta deshidratado. En segundo lugar, beber un vaso de agua cada vez que pasa por el suministro de agua potable durante su jornada laboral. (No tiene que beber de allí si lleva agua de mejor calidad, pero puede servirle de recordatorio). En tercer lugar, beba un vaso o dos al preparar la cena (ya que la preparación de la cena lleva, por lo general, entre 20 minutos o más). Por último, asuma el hábito de llevar siempre una botella de agua en el coche, para beber durante el camino hacia el trabajo, el gimnasio o la tienda para hacer mandados, y de vuelta a su casa.

Algunos creen que la "reacción por desintoxicación" es simplemente una salida fácil llevada a cabo por aquellos que practican los "campos de la salud alternativa" cuando no saben que es un problema de salud. Sin embargo, si comienza a adoptar el hábito de la buena alimentación, o a trabajar con otros que lo hacen, podrá ver lo común que es este fenómeno. También es prueba de ello la frecuencia de las reacciones por desintoxicación informadas por los bebedores de batidos verdes en mi investigación. Podemos apuntar demasiado a este fenómeno pero, por otro lado, el cuerpo se está limpiando constantemente y, gracias a la acumulación de una gran variedad de productos químicos y sedimentos del tracto digestivo producto de una dieta moderna en diversos órganos del cuerpo, realmente no es de extrañar que nos sintamos enfermos cuando se lleva a cabo el proceso de eliminación de una sola vez.

Cuando yo tenía 25 años, me encontraba en medio de una fase tras haber dejado atrás la educación nutricional sólida en base a la que me habían criado. Un día de invierno, me encontraba en el trabajo y me sentía muy enferma. Tenía 15 libras de sobrepeso, sufría de falta de energía todos los días, y estaba desanimada porque no había podido concebir durante varios años. Pero ese día en particular, francamente tenía una enfermedad ocasionada por algún tipo de virus. Le dije a mi jefe que me iba a casa, pero en el camino me detuve en la tienda Herb Shoppe del Dr. Christopher en Orem, Utah. Entré y me compré un exprimidor Champion para empezar mi nueva etapa de vida sana.

Curiosamente, la empleada, Carolyn, estaba haciendo una demostración con el exprimidor en ese momento. (Esa fue la primera vez que visité esa tienda, pero 15 años después, creo que todavía ella trabaja allí). ¡Les estaba diciendo a todos que ella y su marido habían medido sus heces! Las sacaron con una pala fuera del inodoro, las colocaron sobre una hoja de periódico y las midieron para ver si tenían 18 pulgadas de largo tal como deberían tener. Dijo: "Usted debe eliminar heces con un tamaño de aquí hasta aquí, todos los días" (levantó el brazo y señaló la longitud desde el codo hasta la punta de los dedos).

Me quedé boquiabierta. Estaba horrorizada. "Estoy tan lejos de eso", pensé. (Algunos de ustedes deben estar pensando lo mismo, al leer esto. Siga leyendo). No podía esperar a ver a mi marido esa noche para burlarme de la loca en la tienda de alimentos naturales. (Por años, mi marido sacó el tema e hizo bromas al respecto, mucho después de que me convertí en una gran creyente de los mismos principios que Carolyn estaba enseñando ese día, y dejé de burlarme de ellos). A pesar de mi incredulidad, paré a comprar el exprimidor y salí corriendo por la puerta, murmurando en voz baja.

¡Cómo han cambiado las cosas! Tampoco soy tan abierta al expresar mis opiniones respecto del tema de la eliminación como lo era Carolyn. Pero, incluso cuando hablar de eliminación sea algo nuevo para usted ahora, algún día quizá se sienta totalmente distinto al respecto. (Si duda de mí, simplemente siéntese y hable con las personas mayores, que siempre están preocupados por el tema). Carolyn plantó una semilla, que en realidad me ayudó mucho, aunque fuera unos años más tarde cuando empecé a aprender y aceptar lo que ella ya sabía y yo no podía manejar en ese momento.

¿Qué pasa con los laxantes?

Es extremadamente importante que mantengamos el colon y el intestino grueso limpio y poderosamente peristáltico, es decir, que se contraigan y se muevan de forma natural. La solución no es tomar algún químico tipo Metamucil agitado en agua, mientras hacemos la dieta Atkins, como lo están haciendo muchos estadounidenses. Cuando discuto esto con los seguidores de Atkins, y menciono la importancia de consumir la fibra de la planta, dicen: "Ah, estoy cubierto: consumo Metamucil (o FiberCon) como loco".

El doctor Jensen dice que el 95 % de los millones de dólares que se gastan anualmente en laxantes solo estimulan el intestino en la medida en que lo irritan y lo dañan. Si desea utilizar un laxante natural muy efectivo que lo estimule sin causar diarrea ni irritación del colon, puede utilizar la hierba Cáscara Sagrada. (Lo mejor para prevenir el estreñimiento en primer lugar, por supuesto, es tomar un batido verde al día).

Los laxantes causan uno o más de los siguientes efectos: 1) aumentan la cantidad de líquido retenido en las heces; 2) actúan como un lubricante, o 3) irritan, envenenan o estimulan químicamente las paredes musculares, lo que causa contracciones anormales. Si usted tiene diarrea, eso se debe a una o más de estas cuatro razones: 1) el uso excesivo de laxantes; 2) el estrés; 3) una infección en el tracto gastrointestinal/colon, o 4) las toxinas en el intestino. Estas sustancias químicas son absorbidas a través de los ganglios linfáticos y los vasos sanguíneos, y terminan en diferentes partes del cuerpo. Dañan la capacidad normal del intestino de eliminar desechos por sí mismo, esto fatiga a los músculos dado que los mantiene constantemente estimulados.

La sangre vuelve a circular a través del colon y la toxicidad en esa parte de su cuerpo se extiende luego a otras partes del cuerpo. Los médicos le dirán que esto no sucede. Pero el Dr. Jensen, quien originalmente creía eso, se dio cuenta de que cuando una persona retiene el agua de enemas en el colon, elimina una gran cantidad de orina después. Si el agua en el colon es llevada de vuelta a los riñones, entonces: ¿cómo es que no vuelve a circular ninguna de las impurezas en el colon? En sus análisis de orina, el Dr. Jensen buscaba saber cuáles eran los niveles de *indicano* (el material tóxico llevado de vuelta a los riñones desde el colon), aunque los médicos modernos no lo hacen.

Mediante el estudio de miles de cólones y eliminaciones, Jensen demostró que el intestino es fundamental para nuestra salud. Quizás la cosa más valiosa que aprendí cuando era una madre joven es dar a mis hijos un simple enema con una jeringa cuando tenían fiebre. Nunca tuve un caso de fiebre que no se haya reducido inmediatamente después de la eliminación del bloqueo en el cuerpo de una persona pequeña.

La manera de curar el intestino es a través de una dieta que promueva un tono excelente en nervios y músculos, con tejidos limpios, rosas y extremadamente peristálticos. ¿Y cuál es esa dieta? Grandes cantidades de agua pura, junto con verduras de hoja voluminosas, vegetales, frutas, legumbres, granos enteros, frutos secos y semillas. La dieta GreenSmoothieGirl previene úlceras, diverticulitis, colon espástico, síndrome del intestino irritable, constricción, adherencias, colitis y gases/flatulencias, que están afectando a un número creciente de personas en el mundo occidental.

Además, usted puede hacer una cosa muy simple para dejar de consumir laxantes y regularizarse. Inicie el trabajo de su sistema digestivo cada mañana al despertar, antes de levantarse de la cama. Dé masajes con las manos o una pelota de tenis a su colon ascendente, transverso y descendente. Realice masajes profundos, empezando en la parte inferior derecha de la pelvis, para ascender directamente, y luego masajear de derecha a izquierda a través de su ombligo, y hacia abajo a la izquierda. Luego, levántese y comience el día con dos vasos de agua. En algún momento, todos los días, ingiera un cuarto de galón completo de batido verde. Estos son laxantes naturales muy eficaces que tienen el potencial de poner fin a sus problemas digestivos para siempre y eliminar prácticamente el riesgo de hemorroides, cáncer de colon, diverticulitis, enfermedad de Crohn, síndrome de colon irritable, y tantas otras dolencias que afligen a las personas que viven al borde de la destrucción creada por los alimentos procesados.

La importancia de limpiar el colon

El Dr. Bernard Jensen es básicamente el referente más grande de todos los tiempos en todo lo relacionado con la materia fecal (para más información sobre el libro *Dr. Jensen's Guide to Better Bowel Care: A Complete Program for Tissue Cleansing* (Guía del Dr. Jensen para un mejor cuidado del intestino: un programa completo para la limpieza de tejidos a través del cuidado del intestino), y otros, vea las reseñas de los libros en el sitio web de GreenSmoothieGirl. com). El Dr. Jensen trabajó con 10.000 pacientes y documentó sus hallazgos científicos sobre la salud intestinal y su limpieza a través de miles de fotos. Sus fotos pondrán fin a cualquier burla que su médico pueda hacer en referencia a su necesidad de limpiar su colon, o a los resultados que ofrece dicha limpieza. Entonces, usted podrá hacer sus propios experimentos para no forzar la credulidad y pensar que usted, de hecho, ha endurecido la placa mucosa presente en su cuerpo que no debería estar ahí y que puede ser eliminada.

Siempre se oye hablar de cómo, cuando se realizó la autopsia de Elvis Presley y John Wayne, se encontraron 10 o 20 libras de materia fecal impactada en sus tractos digestivos debido a una constipación crónica. No tengo idea de si eso es una leyenda urbana, pero el Dr. Jensen demostró que este es el caso en la mayoría, si no todos, de nosotros.

¿Acaso su médico se burla ante la idea de limpiar su colon, ante la idea que hay una acumulación de placa mucosa endurecida en el tracto digestivo, producto de la ingesta de carne y alimentos procesados, y de productos químicos? O, si investiga en Internet, encontrará un médico o dos diciendo que esto no sucede. Eso es sorprendente para mí. Después de haber experimentado su eliminación personalmente, esto no es algo que hay que creer por medio de la fe, después de un estudio puramente académico, y puede verlo usted mismo. Mire el interior de los cólones de mucha gente, tanto enfermos como sanos, en el video clip del Dr. Shinya que puede encontrar en YouTube (buscar "Dr. Shinya Kangen water").

El Dr. Bernard Jensen trabajó en decenas de miles de cólones humanos. Una vez llegó a medir tres galones de material duro y tóxico que fue eliminado por una persona durante un tratamiento de limpieza. ¿Se eliminan todos los días, dice usted? ¿Su médico y los libros de texto médicos (inclusive los de pediatría) dicen que una deposición de intestino cada cinco días está bien y es normal? Jensen dice que conocía a una mujer que eliminaba desechos cinco veces al día, pero cuando él realizó la autopsia después de su muerte, la abertura a través de su colon era del diámetro de un lápiz, a pesar de que el diámetro del vaso sanguíneo propio era de nueve pulgadas.

El problema no es lo que sale. El problema es lo que queda adentro.

Si usted se somete a una limpieza de colon y va a un profesional del colon al finalizar, también podrá evacuar grandes parásitos intestinales. Afortunadamente, a través de la limpieza y la alimentación purificadora, no he tenido parásitos durante años. Cuando se analiza mi sangre, los resultados no son perfectos, pero mi sangre no contiene parásitos, y me han dicho que eso es muy raro. (Evitar la carne es clave). Cuando se elimina toda putrefacción del cuerpo y comemos una dieta basada en vegetales y alimentos integrales, ya no somos caldo de cultivo para las bacterias, hongos, moho, virus y sus respectivos subproductos peligrosos, las micotoxinas.

Sir Arbuthnut Lane era un cirujano de la corona británica especializado en cuestiones intestinales. Quitaba partes del colon y cosía el resto de nuevo y, en el curso de su práctica, se dio cuenta de que muchas veces, la artritis o el bocio en sus pacientes desaparecían, además de ver otras mejoras en su salud. A menudo, las enfermedades que aparentemente no estaban relacionadas mejoraban después de la eliminación de secciones enfermas del colon.

Llegó a estar tan consciente de cómo el sistema digestivo tóxico se vinculaba a otros órganos del cuerpo que pasó los últimos 25 años de su vida enseñando a la gente nutrición, en lugar de realizar cirugías. Decía lo siguiente:

> Todas las enfermedades se deben a la falta de ciertos principios alimenticios, tales como sales minerales o vitaminas, a la ausencia de defensas normales del cuerpo, tal como la flora natural de protección. Cuando esto ocurre, las bacterias tóxicas invaden el canal alimenticio inferior y, por lo tanto, los venenos generados contaminan el torrente sanguíneo y gradualmente deterioran y destruyen todos los tejidos, glándulas y órganos del cuerpo.

Si una imagen dice más que mil palabras, mire las fotos a color en el libro de Bernard Jensen. (También se puede encontrar este tipo de cosas en Internet con el buscador de Google). Las imágenes muestran material gomoso expulsado de muchos cólones durante colemas (procedimientos caseros de colon) y un programa de limpieza. A menudo, las piezas son de varios pies de largo, con la forma precisa de partes específicas del intestino. Estos pueden ser tan duros como neumáticos de goma sostenidos con pinzas. Tal vez algún médico moderno que insista con que esto no sucede en el tracto digestivo humano haya pasado demasiado tiempo recetando medicamentos y no suficiente tiempo estudiando el interior de ese órgano. La placa que se ha endurecido de esa manera no es simplemente producto de las cápsulas de hierbas sueltas y arcilla de bentonita que se utilizaron en el programa de limpieza.

Cuando el Dr. Jensen asistió a la universidad nacional en Chicago, se realizaban cirugías en 300 personas. Sus historiales decían que 285 personas afirmaron que no estaban estreñidas y 15 afirmaron que lo estaban. Las autopsias mostraron exactamente lo contrario: que 285 personas estaban estreñidas (a pesar de informar que tenían hasta 5–6 deposiciones al día), y en algunas, "las paredes intestinales estaban incrustadas con material (en un caso con cacahuetes) alojado allí por un tiempo muy largo", y los intestinos eran de hasta 12 pulgadas de diámetro. El Dr. Jensen llegó a la conclusión que el paciente promedio no sabe si está o no está estreñido.

El Dr. John Harvey Kellogg, que vivió hasta los 91 años, decía que deberíamos eliminar totalmente los residuos de cada comida entre 15 y 18 horas después de comer. Dijo que el 90 % de las enfermedades modernas se deben a problemas de colon. ¿Y cuál es la forma de eliminar el riesgo de enfermedades de colon? Una dieta con alto contenido de fibra de GreenSmoothieGirl, rica en los compuestos anticancerígenos naturales que se encuentran en los alimentos vegetales crudos, por supuesto. Ni la quimioterapia, la cirugía, o incluso las píldoras con vitaminas serán capaces de alguna vez hacer lo que hacen los compuestos vivos presentes en los alimentos reales, y ofrecer un colon rosa, peristáltico y limpio.

Comentarios finales sobre la limpieza

Algunas personas no estarán listas para ciertas cosas que el Dr. Richard Anderson (ver reseñas de libros en el sitio GreenSmoothieGirl. com) y otros que han experimentado una limpieza profunda, tienen para decir. Algunos, por ejemplo, creen que las emociones, las experiencias y los pensamientos negativos están atrapados en nuestras proteínas y, a medida que la placa mucosa se acumula a lo largo de los intestinos y el colon, conservamos esa negatividad en formas más físicas. Es una teoría y no encuentro nada que la "demuestre". Tuve mis dudas cuando la leí por primera vez. Pero, solo alguien que ha liberado todas esas cosas puede hablar con el poder espiritual y psicológico real (con alegría, incluso) de dejar ir décadas de negatividad, ira tóxica y resentimientos acumulados. Honestamente, mi primera limpieza fue una de las experiencias más singulares de mi vida: poderosa, inolvidable y positiva en formas que van más allá de lo físico.

Muchos textos antiguos hablan de la limpieza del cuerpo, la necesidad de ayunar de vez en cuando, tanto para la purificación física y espiritual. Usted no tiene que ser un yogui para dar a sus órganos de eliminación la oportunidad de descansar y repararse. Con el tiempo, si usted come una dieta que sea cruda en un 60 % o 80 % y que incluya casi un cuarto de galón de batido verde al día y si, además, prácticamente elimina los alimentos procesados y la carne o los productos lácteos, puede experimentar resultados más lentos, pero igualmente excelentes.

Esta no es una recomendación de cualquier plan de limpieza específico para *usted*, sino más bien una opinión general que expresa que tener un colon limpio conduce a una mejor salud. Consulte a su profesional de la salud acerca de cualquier limpieza que pueda estar considerando.

14

Preparación de los batidos

A muchas personas les gusta seguir instrucciones muy específicas. Para ello, he desarrollado las recetas en este libro, todas ellas probadas en mi cocina. Sin embargo, parte de la belleza de consumir batidos verdes es su naturaleza de forma libre, creativa, donde todo vale. Así que si ya se siente cómodo en la cocina y tiene un alma creativa, solo tiene que utilizar el modelo de recetas que figura primero. Con total honestidad, es todo lo que realmente utilizo. De esa manera, puedo usar lo que tenga a mano.

La belleza de mi modelo de recetas es que maximiza las verduras de hoja y minimiza la fruta para el paladar promedio. A medida que abandona el azúcar procesado, es posible que usted pueda tolerar e incluso disfrutar de una mayor proporción de verduras de hoja, pero la mayoría de las personas que tienen una mente abierta acerca de los alimentos prefieren los batidos hechos en las proporciones del modelo de recetas. Para los niños que han sido criados con una dieta de alimentos procesados, o para los "más caprichosos", es posible que desee utilizar más fruta o edulcorante y menos verduras de hoja al principio, para luego modificar la receta hasta alcanzar una mejor proporción.

Recuerde que el punto principal del batido verde, por supuesto, es que haya verduras de hoja. Poner una pizca de espinacas en un batido de frutas es mejor que nada, pero acepte el reto de agregar varias porciones de verduras de hoja crudas a sus aventuras con la licuadora.

Si es de los que se aburren fácilmente y no desea un sabor similar todos los días, utilice las recetas.

Me gusta mezclar el agua y las verduras de hoja primero. Hago esto para asegurarme que las verduras de hoja estén completamente hechas puré, ya que nadie aprecia encontrar un trozo de verdura en algo que, supuestamente, está batido. (¡Tendremos menos probabilidades de ofendernos por encontrar un trozo de banana o fresa!). Las frutas descongeladas tienden a ser más suaves, así que las añado después de que el puré de verduras esté hecho. Necesitan menos mezclado y no deseo que se oxiden más de lo necesario. También me gusta la mayor cantidad de líquido en mi licuadora, para hacer que la mezcla sea más fácil antes de añadir productos congelados como trozos de bananas o fresas. Otras personas prefieren hacer sus batidos de manera diferente, y algunos mezclan la fruta y el agua y luego las verduras de hoja. ¡No hay una manera "incorrecta" de hacerlo!

Recuerde que la variedad no es solo la "sal de la vida" que hace que comer sea una diversión, sino que también ofrece una amplia gama de nutrientes. ¡Cuanto mayor sea la variedad de verduras de hoja y frutas (y otros aditivos de alta nutrición), mejor será! A menudo me preguntan algo como: "La mayoría de las verduras no me gustan, ¿está bien si solo utilizo la espinaca y mis frutas favoritas?"

La respuesta a eso es que sí, eso es ciertamente mejor que nada. Sin embargo, quiero desafiarlo a probar cosas nuevas. Tiene a su disposición una gran variedad de verduras de hoja, muchas que quizá no está considerando. Puede encontrar alimentos nuevos que no haya probado antes en Asia, América o en tiendas de alimentos saludables. Cubrimos en detalle las propiedades nutricionales de varias verduras de hoja en este libro, pero, solo para que lo sepa, no se olvide de probar lo siguiente:

LECHUGAS/ VERDURAS DE HOJA TRADICIONALES	• Acelga arco iris suiza • Acelga roja • Acelga suiza • Achicoria • Amaranto vegetal • Apio • Bok choy • Canónigos • Claytonia perfoliata • Col rizada • Endibia • Escarola • Espinacas • Hojas de col forrajera	• Lechuga mantecosa • Lechuga romana • Mezcla de verduras (mesclun) • Mizuna • Pac choi • Perejil • Repollo colorado • Repollo Napa • Repollo verde • Rúcula • Tatsoi • Yu choy
LA PARTE SUPERIOR DE HORTALIZAS, ETC.	• Anís/hinojo • Brotes de rábano • Hojas de la planta diente de león • Hojas de mostaza • Hojas de nabo	• Hojas de parra • Hojas de remolacha • Hojas de zanahoria • Parte superior de colirrábano • Parte superior de pataca • Tapas de fresa (orgánica)
VEGETALES MARINOS	• Arame • Dulse • Hijiki • Kombu	• Nori • Quelpo • Wakame
PLANTAS SILVESTRES (utilice Google para ver fotos)	• Cenizo • Fallopia japonica • Gloria de la mañana	• Hiedra terrestre • Verdolaga
BROTES	• Alfalfa • Alholva • Brotes de brócoli • Brotes de soja	• Guisantes verdes • Quinua • Rábano • Trébol
HIERBAS	• Cebollino • Cilantro (culantro) • Hierba de limón • Hojas de albahaca • Hojas de estragón	• Hojas de laurel • Hojas de menta • Hojas de orégano • Mejorana • Raíz de rábano picante

Frutas para batidos verdes

¡No conozco fruta que no sea genial para un batido! Utilice la fruta de temporada para ahorrar dinero. Pero mis favoritas son las bananas y la mezcla de bayas congeladas (ambas cuestan menos en Costco). Las bananas añaden una textura cremosa. La mezcla de bayas congeladas hace que los batidos adquieran un color más oscuro, perfecto para las personas a las que no les gusta ver un vaso grande y verde, al mismo tiempo que disminuye el nivel de azúcar y añade un montón de fibra. En cuanto a las frutas, las peras son mi tercer ingrediente favorito porque son dulces y equilibran las verduras de hoja perfectamente. Pero hay muchas otras opciones, las cuales utilizo si son baratas y están disponibles. Estos son los ingredientes que usted puede considerar, y tenga en cuenta que esta lista no es, en absoluto, exhaustiva.

Albaricoques	Guanabana	Naranjas
Arándanos	Kiwi	Nectarinas
Arándanos rojos	Kumquats	Papaya
Bananas	Limas	Pasas
Cantalupo	Limones	Peras
Caquis	Mandarinas	Piña
Carambola	Mango	Pomelo
Cerezas	Manzanas	Sandía
Cerezas dulces	Melocotones	Tangelos
Ciruelas	Melón	Uvas
Frambuesas	Melón crenshaw	Zarza Boysen
Fresas	Moras	Zarzamora

Adiciones de superalimentos para batidos

Muchos locos de los alimentos saludables, como yo, tenemos en la cabeza una lista de ingredientes que son potencias de la nutrición.

Queremos incorporarlos a nuestra dieta, pero, a menudo, no podemos simplemente porque no sabemos cómo o por qué no tienen un lugar en el menú del día. Los batidos verdes son la manera perfecta de hacer eso: ¡simplemente agregue cosas! Sea aventurero. Utilice esos alimentos exóticos de alto impacto nutricional, si es que puede costearlos. Si no puede hacerlo, no se preocupe: está obteniendo toneladas de fibra, vitaminas, minerales y enzimas de las simples combinaciones de frutas y verduras de hoja. Los batidos no tienen que contener ingredientes caros o exóticos. Pero no todos los "otros ingredientes" que figuran en esta sección son caros.

Vea la parte 1 y 2 de los videos titulados *Green Smoothie 2.0* en el sitio GreenSmoothieGirl.com, donde muestro el uso de muchos de estos superalimentos en mi licuadora.

Aceite de linaza

Si usted no sabe cómo incorporar al aceite de linaza en su dieta, una opción fácil es agregar unas cucharadas a un vaso de licuadora lleno de batido. Los minerales de las verduras de hoja se absorben mejor cuando se comen con algunas grasas, por lo que agregar aceite de linaza a su batido verde es una gran idea. Ni siquiera lo notará. Una cucharada diaria es una buena dosis para un adulto para evitar dolencias inflamatorias. También protege a las membranas celulares sanas que son necesarias para mantener a los elementos tóxicos fuera y para permitir que ingresen los nutrientes. El aceite de linaza tiene beneficios de amplio alcance descubiertos durante los procesos de investigación de la última década, que involucran a los sistemas inmune, circulatorio, reproductivo, cardiovascular y nervioso. Es rico en ácidos grasos esenciales, lo que incluye al omega-6 y omega-9, nutrientes que su cuerpo no puede producir por sí mismo y debe recibir de fuentes externas.

Al consumir aceite de linaza, puede evitar ingerir aceite de pescado con todos los riesgos que ello implica (el pescado está contaminado con mercurio y otros contaminantes). La semilla de lino tiene 80 veces más lignanos que el segundo alimento con mayor concentración. Estos compuestos reducen el riesgo de padecer cáncer de mama y de colon de manera espectacular. La investigación realizada con el lino lo conecta con la reducción de los síntomas premenstruales, la mejora en el tratamiento de la esclerosis múltiple, y la reducción de alergias, artritis y diabetes, así como del eccema, del asma, y de la pérdida de la vista. Aumenta la eliminación de grasa y le permite recuperarse de los esguinces y de la fatiga muscular más rápidamente.

Nunca se debe calentar el aceite de linaza, ya que así se daña sus propiedades nutricionales, y debe comprarlo refrigerado y usarlo muy fresco, ya que se vuelve rancio en solo un mes o dos. Este es uno de los ingredientes más caros que puede agregar a los batidos. Si lo prefiere, puede moler una pequeña cantidad de semillas de lino para reemplazarlo. Esto es barato, pero la semilla es mucilaginosa, con lo que su batido será más espeso y más voluminoso. Si usted agrega semillas de lino en vez del aceite, es posible que desee agregar más agua para compensar. Utilice semillas de lino recién molidas, ya que se oxidan y se vuelven rancias rápidamente una vez que están molidas. Puede utilizar su licuadora de alta potencia, o un pequeño molinillo de café eléctrico de diez dólares, que puede comprar en cualquier tienda como Target o Walmart.

Aceite líquido o pulpa de coco

El coco crudo es muy apreciado por sus propiedades antibacterianas, antimicrobianas, antifúngicas y antivirales. El libro *The Coconut Oil Miracle* (El milagroso aceite de coco), del Dr. Bruce Fife, cubre efectivamente la investigación sobre este alimento milagroso y muestra cómo una grasa no siempre es una grasa. Los isleños del Pacífico que no han sido influenciados por la cultura occidental tienen proporciones ideales de altura y peso, y prácticamente ninguna enfermedad del corazón; son algunas de las personas más bellas del planeta. Su dieta se apoya en el coco que, a pesar de ser una grasa "saturada", y a pesar de que la dieta indígena de los pobladores de las islas del Pacífico tenga un nivel calórico que proviene en un 60 % de grasas, también tiene tasas muy bajas de personas con sobrepeso. No sufren de ansiedad ni depresión, y no padecen cáncer.

La pulpa de coco es un gran ingrediente crudo para postres que utilizo mucho en *12 Steps to Whole Foods* (Los 12 pasos hacia los alimentos saludables) en GreenSmoothieGirl.com. Si usted compra cocos tailandeses, más baratos en mercados asiáticos, se puede drenar el líquido y raspar la pulpa. Tengo un video de YouTube que muestra cómo hacer esto fácilmente. Por supuesto que puede añadir pulpa de coco a sus batidos verdes, pero dado que la pulpa espesa el batido considerablemente, añada agua (o líquido de coco) extra.

El líquido de coco es bajo en grasa, tiene un sabor delicioso y es tan rico en electrolitos que se vende en cajas con popotes en la sección refrigerada en tiendas de alimentos saludables, junto con las bebidas deportivas. Es una bebida perfecta para un atleta que desea equilibrar los electrolitos, y es mucho mejor que las bebidas deportivas comerciales que contienen gran cantidad de productos químicos, además de edulcorantes y colorantes artificiales. También es un producto rico en minerales. David Wolfe, un defensor de la comida en crudo lo llama una "transfusión de sangre" dado que se asemeja mucho a la química de la sangre humana y nos alimenta de la misma forma.

El aceite de coco es un alimento energético, que aprovecha las propiedades antivirales y antibacterianas y el poder para quemar grasa del coco. Si agrega aceite de coco a sus batidos verdes, mézclelo bien con los productos no refrigerados y no congelados primero. Se solidifica a 76 grados, por lo que puede tener pequeñas partículas sólidas del aceite en su batido si no está bien mezclado. El Dr. Fife recomienda un par de cucharadas al día en la dieta de un adulto promedio, o utilizarlo en la piel y los labios como una crema hidratante para promover su absorción al torrente sanguíneo.

Aguacate

El aguacate añade grasas muy nutritivas a su batido; una pequeña cantidad de grasa ayuda al cuerpo durante la utilización de los minerales en las verduras de hoja. Le recomiendo agregarlo a los batidos para bebés y niños, o de cualquier persona que pueda necesitarlo para aumentar de peso. (No es un alimento que promoverá el aumento de peso, pero debido a su alto contenido de grasa monoinsaturada, tiene más calorías que la mayoría de los ingredientes de batidos verdes). El aguacate es uno de los primeros y mejores alimentos para un bebé. Tiene un contenido extraordinariamente alto de luteína, un fitonutriente que promueve una fuerte visión y retarda las condiciones degenerativas del ojo. Otras investigaciones muestran que el consumo de aguacate a corto plazo incluso disminuye el colesterol total y LDL.

Aloe vera

El aloe vera es un ingrediente muy barato, que me gustaría que todos utilicen (excepto por las mujeres embarazadas, hasta que se realicen más evaluaciones referidas a ese grupo de personas) en sus batidos. Tengo una planta de aloe vera en mi ventana para el tratamiento rápido y eficaz de quemaduras o raspaduras. (Solo tiene que cortar una rama de la planta, rebanarla por la mitad y frotar la pulpa interior en la quemadura para tener una curación rápida). Usted puede comprar estas plantas en viveros. Además, crecen en forma silvestre en algunos climas muy cálidos, tales como el de Arizona.

El aloe vera ha sido ampliamente estudiado por sus efectos estimulantes para el sistema inmune, y se han publicado cientos de trabajos de investigación que documentan algunos beneficios muy interesantes. Uno que me parece más que interesante es el hecho de que contiene vitamina B12, una de las únicas fuentes de origen vegetal de este nutriente, por lo que la adición de este ingrediente a los batidos puede ayudar a que los veganos y vegetarianos logren una nutrición completa. Además, la planta tiene propiedades antiinflamatorias, antibacterianas y antifúngicas; cura las úlceras y reduce los síntomas de asma.

A menudo, corto una rama, la lavo y la tiro en mi batido verde también. Tener su propia planta no le generará costo alguno, en comparación con el producto levemente procesado y de menor valor nutricional que puede comprar en tiendas de comida saludable. (El jugo en la jarra de la tienda de alimentos saludables sigue siendo una excelente opción de nutrición, pero no tan poderosa como una rama de la planta cruda). Es mejor en pequeña cantidad, ya que puede consumir este ingrediente en exceso y producir demasiada estimulación intestinal, especialmente si usted no está acostumbrado a los batidos verdes y a la transición desde una dieta estadounidense bastante típica.

Bayas de açaí (que se pronuncia asaí)

El açaí es un producto de salud muy de moda utilizado en jugos pasteurizados caros que se venden en redes de venta telefónica. Es nativa de la selva amazónica y, como el gojis, tiene una cantidad increíble de antioxidantes y antocianinas (también presentes en el vino tinto), y ha sido estudiada por sus beneficios cardíacos (pero sin ninguno de los problemas que presenta el alcohol). Como el gojis, las bayas de açaí también son ricas en ácidos grasos esenciales, omega-6 y omega-9, y son muy caras.

Si desea gastar el dinero, le recomiendo comprar las bayas enteras en vez de jugos concentrados. Los jugos tienen un contenido de azúcares artificiales muy alto e incluso con azúcares naturales, también son muy ácidos. Los nutrientes pueden ser concentrados, pero los jugos pasteurizados no tienen enzimas y, por lo tanto, disminuyen la capacidad del cuerpo de producirlas, además de tener azúcares concentrados. Siempre que pueda, utilice el alimento natural en su totalidad, en vez de su versión procesada.

Bayas de goji

Las bayas de goji son un alimento interesante porque han sido consumidas regularmente por las personas más longevas de la Tierra durante al menos los últimos 1 700 años, además de tener propiedades medicinales. Las bayas tienen 13 % de proteína, algo inaudito para una fruta, y aumentarán la proporción de proteínas de casi cualquier batido verde.

También tienen varias vitaminas del complejo B y E, también raras en frutas, 18 aminoácidos y, posiblemente, más antioxidantes que cualquier otro alimento estudiado (aunque el chocolate amargo es su competencia). Recuerde que los antioxidantes eliminan los radicales libres, literalmente limpiando esos pequeños destructores que causan cáncer en el cuerpo. Muchos de los compuestos que se encuentran en abundancia en la baya de goji están tan recientemente investigados que estamos solo empezando a comprender cómo estos nutrientes causan una mayor resistencia a las enfermedades.

Las bayas de goji son muy caras, hasta USD 20 por libra. Junto a algunos de mis lectores locales hemos plantado plantas de goji, que se conservan bien en climas fríos de invierno, ya que los climas indígenas en los que se origina (como el del Tíbet) son fríos y montañosos. Los arbustos se vuelven bastante grandes y crecen rápidamente.

Brotes

Los brotes son fáciles de cultivar, pero la mayoría de las personas no los come en absoluto. Son seres vivos, y son pequeñas potencias de enzimas, listas para llevar. Cuando las legumbres, los frutos secos o las semillas florecen, todo el potencial de la enzima se libera para convertirse en la explosión de energía que forma a una planta. Usted tiene la oportunidad, en ese nivel nutricional sin igual, de extraer esa nutrición para sí mismo. Los brotes tienen la capacidad de reducir drásticamente la necesidad del cuerpo de producir enzimas y, en consecuencia, extraerlas de los procesos metabólicos. Al comerlos, está oxigenando el cuerpo y matando de hambre a las células cancerosas. Piense que comer brotes es lo contrario de comer azúcar y otros alimentos tóxicos que favorecen el desarrollo del cáncer y hacen que su cuerpo sea un lugar propicio para desarrollar una gran cantidad de problemas inmediatos y futuros.

Son excelentes en sándwiches, y los agrego al cereal a base de avena que sirvo a mis hijos todas las mañanas. Pero muchas personas tienen dificultades para encontrar maneras de incorporarlos en su dieta; por eso, mezclarlos en un batido es fácil y simple. Solo tiene que añadirlos como parte de la porción de verduras de hoja de la receta.

Yo no usaría frutos secos germinados ni semillas grandes como las de la calabaza y el girasol en los batidos verdes (a menos que use brotes "verdes" de girasol, cuando la semilla de girasol se cultiva para obtener el alimento). Esos grandes brotes de nueces y semillas harán un batido pesado y espeso. Es mejor utilizar semillas más pequeñas, como el trébol, la alfalfa y el fenogreco, para los ingredientes de batidos verdes.

Cáscara de limón

La cáscara de limón es otro ingrediente que añado casi a diario. A menudo compro una bolsa grande de limones en Costco, o los llevo a mi casa cuando visito California o Arizona. Congelo el jugo de limón en bandejas de cubitos de hielo para su uso en guacamole, postres crudos y aderezos caseros para ensaladas. (Muchas recetas se encuentran en *12 Steps to Whole Foods*, GreenSmoothieGirl.com). ¡Pero no tiro las cáscaras de limón! Las corto en octavos (habiendo lavado bien los limones primero) y las congelo. Todos los días saco un pedazo de cáscara de limón del congelador y lo agrego a mi batido. Es un poco amargo, así que es mejor añadir *stevia* o agave a la mezcla para compensar la amargura.

Con sus potentes flavonoides, la cáscara de limón ha sido vinculada por muchos estudios con la prevención y eliminación del cáncer de piel. Cuando era una adolescente y una joven, me recostaba bajo el sol durante horas, casi todos los días, de abril a octubre. Siempre fui de piel oscura, pero solo después de broncearme muchas veces. Ahora tengo más cuidado, pero todavía me encanta el sol y nunca utilicé protector solar. La única razón que dar para explicar por qué me veo más joven de lo que soy y por qué no tengo cáncer de piel, a pesar de ser una pelirroja de piel clara, ¡es por mi excelente nutrición y el consumo casi diario de cáscara de limón!

Chocolate crudo

Las barras de chocolate orgánicos y las bayas de açaí se comercializan a menudo en conjunto. (Y no es de extrañar: es una combinación deliciosa, aunque cara).

El chocolate amargo ha sido promocionado en los últimos años por su altísima puntuación de Capacidad de Absorción de Radicales de Oxígeno (ORAC, por sus siglas en inglés), lo que significa que gracias a su capacidad antioxidante puede protegernos de los radicales libres que causan el envejecimiento y las enfermedades. Algunas personas se confunden con esto y piensan que los productos de chocolate que se encuentran en las tiendas de alimentos saludables son, entonces, elementos de alta nutrición. La mayoría de los productos, incluso los comercializados para fanáticos de la salud como usted y como yo, tienen edulcorantes añadidos (edulcorantes a veces incluso procesados) y se cocinan para eliminar los beneficios de las enzimas. También tienen aditivos como el álcali, que no son beneficiosos e incluso pueden ser destructivos. Una cadena de ventas comercializa un caramelo y asegura que se trata de un alimento saludable; por otro lado, nos encontramos que este producto cuesta USD 60 por libra, está endulzado artificialmente y ni siquiera es orgánico. Usted puede gastar USD 10 por libra en barras de chocolate amargo en las tiendas de alimentos saludables, y aun así sería un lujo caro.

El tipo de chocolate que le recomendaría añadir a sus batidos verdes consiste en fragmentos de cacao orgánicos crudos o cacao en polvo. Puede encontrar estos productos en línea (Amazon es probablemente la opción más barata) o en una tienda de alimentos saludables. Hacen que los batidos y las golosinas sean fantásticas si agrega agave y los mezcla con bayas congeladas en un batido (la leche o la pulpa de coco o la leche de almendras también son buenos aditivos, y son excelentes para preparar brebajes similares a los postres con su licuadora). Pero los productos de chocolate puro son extremadamente caros.

Germen de trigo, crudo

El germen de trigo crudo es muy rico en vitamina E y B, por lo que es un gran ingrediente para las mujeres con síndrome premenstrual o síntomas de la menopausia. Además, previene algunos defectos de nacimiento, según estudios realizados. Le ayudará a tener un pelo brillante, piel bonita y uñas fuertes. Añade un sabor a nuez y espesor al batido, así que querrá añadir más agua cuando utilice este ingrediente. Es una gran manera de añadir fibra a su dieta, aumentar las características peristálticas del colon, y evitar el estreñimiento y las enfermedades como el cáncer de colon.

Sin embargo, el germen de trigo crudo se vuelve rancio muy rápidamente. Compre a granel en su tienda de alimentos saludables si confía en que la tienda tiene buena rotación de productos y compra productos frescos a menudo. Pruébelo antes de usarlo y, si tiene un sabor ligeramente rancio, no lo use. Guárdelo en el refrigerador por no más de un par de meses, preferentemente en un recipiente hermético para retardar la oxidación.

Jengibre

El jengibre es un ingrediente que añado a mis batidos casi a diario. El lugar más barato que encuentro para comprarlo es en tiendas asiáticas, y yo siempre compro un poco cuando tengo antojo de cocos tailandeses. Las "raíces" de jengibre sin pelar duran un par de semanas en la nevera. (En el mercado asiático, también examino la interesante selección de verduras de hoja y llevo a casa repollo para aportar variedad a los batidos verdes).

El jengibre fresco no es en realidad una raíz, sino más bien un tallo subterráneo. Debe pelar la capa externa marrón y añadir una pulgada o dos, o más, a cualquier batido. Añade un sabor encantador, pero también tiene potentes propiedades antiinflamatorias, promueve el fortalecimiento de la función digestiva y ayudar a aliviar las náuseas. Es un gran remedio natural para el mareo, las náuseas del embarazo y los gases intestinales. Si alguien sufre de náuseas al iniciar el hábito de tomar batidos verdes, recomiendo añadir todo el jengibre que pueda. Es una hierba reconfortante que estimula la circulación sanguínea y promueve la descongestión, además de ayudar a bajar la fiebre.

Jugo de granada

El jugo de granada es otro producto muy popular debido a algunos estudios que lo relacionan con la desaceleración del desarrollo del cáncer de próstata y de la artritis, y con la reducción del cáncer de mama y piel. Se lo ha vinculado a la mejora de varias mediciones cardiovasculares, lo que incluye la dilución de la sangre y la mejora de la circulación sanguínea, la reducción del colesterol LDS, y el aumento del colesterol HDL ("colesterol bueno").

Prefiero ver que la gente utiliza la fruta entera, disponible en el invierno. Desprenda la cáscara exterior roja y las membranas blancas interiores para obtener las semillas, que se ven exactamente como rubíes. Es más trabajoso pelar una granada que preparar otra fruta. Sin embargo, es divertido para los niños porque la fruta es muy hermosa y se siente un poco como una búsqueda del tesoro.

Todos los jugos son concentrados, con alto contenido de azúcar natural, y también bastante ácidos. La fruta entera (más baja en sus niveles de vitaminas y minerales) logra el mismo beneficio que el jugo de granada, sin los perjuicios de un producto que carece de enzimas vivas y tiene un alto contenido de azúcar.

Jugo de hierba de trigo (fresco o en polvo)

Ann Wigmore fue quien estudió y utilizó por primera vez la hierba de trigo, fundadora del centro de salud Optimum Health Institute y pionera de muchas de las terapias que todavía se utilizan, 50 años más tarde, en la curación natural. En *The Wheatgrass Book* (El libro de la hierba de trigo), documentó sus poderosas propiedades curativas.

Si tuviera cáncer, lo primero que haría es comenzar a cultivar hierba de trigo, convertirlo en jugo y beberlo. Nada se compara a nivel nutrición para oxigenar y curar. He hecho jugo de hierba de trigo en pocos períodos de mi vida (inclusive durante un embarazo prematuro, lo que pudo haber sido parte de mi problema actual con él), y me gustaría continuar con el hábito, si no fuera porque es simplemente lo más horrible de este planeta. No todo el mundo está de acuerdo con mi evaluación, afortunadamente, por lo que debería darle una oportunidad.

En el caso de que no pueda digerir el jugo fresco, más y más compañías están deshidratando el jugo por debajo de los 118 grados para venderlo en forma de polvo. Aunque me parece que esto es demasiado para un batido verde, a algunas personas les gusta. Prefiero ver a la gente añadir este ingrediente al agua para alcalinizar y energizar sus células a lo largo del día, porque su batido verde ya ofrece muchos de los ingredientes concentrados en la hierba de trigo.

En términos generales, la hierba de trigo se convierte en jugo y la hierba que queda se descarta porque su fibra no es digerible por el estómago humano. Los exprimidores que utilizábamos diez años atrás no eran eficaces para obtener jugo de la hierba, que solo un estómago de cuatro cavidades puede digerir, como el de una vaca. Sin embargo, la hierba de trigo completamente licuada, tal como la que se produce en una licuadora de alta potencia, puede hacer innecesario el costoso, trabajoso y desordenado proceso al que solíamos someternos con los exprimidores especializados.

Levadura (nutricional) de cerveza

La levadura de cerveza, o "nutricional", se cultiva en la cebada y, a menudo, se usa como un suplemento, sobre todo las madres lactantes para aumentar la producción de leche. Es rica en proteínas y también es extremadamente rica en vitaminas del grupo B. Se la ha relacionado con la reducción de los síntomas de la diabetes, eccema, estreñimiento y la hipoglucemia.

Es también una de las pocas fuentes vegetales de vitamina B12. Los estilos de vida vegetarianos a menudo son criticados por su bajo consumo de vitamina B12 y, si bien los vegetarianos pueden en realidad no estar sufriendo de un déficit de B12 (dependiendo del estudio que se mire), el uso de aloe vera y de la levadura nutricional es una buena manera de tratar dicho déficit si está en una dieta sin carnes rojas.

Pimienta de cayena

La pimienta de cayena se ha utilizado no solo como una especia "picante", sino también con fines medicinales para abrir las arterias y prevenir eventos cardíacos. El Dr. Christopher ofrecía una taza de "té de cayena" (una cucharadita en agua caliente) después de un evento cardíaco y siempre decía que el paciente se recuperaría inmediatamente, ya que funciona más rápido que cualquier píldora. La cayena es bien conocida por los herbolarios por su capacidad de acelerar e intensificar los efectos de otras hierbas. Va a agregar calor y un sabor interesante a sus batidos, al mismo tiempo que abre los vasos sanguíneos y mejora la circulación; además, es antináuseas, antialérgico y antiestreñimiento. La investigación ha demostrado que la cayena también tiene la capacidad de matar células cancerosas al entrar en contacto con ellas.

Polen de abeja

El polen de abeja ha sido objeto de fascinación de investigadores europeos desde hace mucho tiempo. El polvo de los estambres que las abejas recolectan de las plantas que florecen está bastante bien documentado, con el objetivo de mejorar aspectos que a muchos nos interesan. En primer lugar, aumenta su energía durante el día y la resistencia durante la actividad física; es una fuente nutricional inagotable, con 35 % de proteína.

Los estudios sugieren que tiene propiedades naturales que ayudan a bajar de peso, imitadas químicamente en varios remedios para bajar de peso. El polen de abeja no solo estimula el metabolismo, sino que también suprime el apetito de manera natural. Retrasa el envejecimiento y previene que los tumores cancerosos se desarrollen.

También contiene una hormona sexual gonadotrópica y contribuye a mejorar el rendimiento sexual y la reducción de los síntomas premenstruales. Tal vez lo más interesante sea que puede prevenir las alergias estacionales, como si se tratara de comer miel cruda, pero de una manera más directa y sin el impacto del azúcar en sangre.

Si puede, compre el producto que haya sido obtenido de fuentes múltiples en lugar de una fuente; esto hace que sea un mejor producto. El polen de abeja es un ingrediente fantástico para añadir a un batido verde. Al momento de escribir este artículo, personalmente lo obtengo de All Star Health, en Amazon, porque: a) el precio es bueno; b) es muy fresco y no es seco, como sucede con el producto de otras fuentes; y c) es recogido en todo Estados

Unidos, por lo que no proviene de una única área geográfica, lo que me hace considerarlo como un mejor producto para la prevención de alergias.

Las personas podrán tener una reacción alérgica ocasional al polen de abejas, por lo que debería utilizar únicamente unos pocos gránulos el primer día y luego incrementar la dosis diariamente hasta que esté seguro de que no sufrirá una reacción alérgica. Una cucharadita de té es suficiente, ya sea sola o junto a su batido.

Siento más confianza al recomendar el polen de abeja antes que otros productos que se comercializan, como la jalea real de abejas (la que se le otorga como alimento a la abeja reina para hacerla grande y fértil) o propóleos de abeja (la resina de los brotes de los árboles que las abejas recolectan). Se han recogido más datos acerca de los beneficios del polen.

Quelpo y dulse

Si no le importa el sabor a algas marinas de vegetales marinos como el quelpo y el dulse, utilice estos alimentos de alto impacto en su licuadora. Solo un poco es suficiente, y son más nutritivos para la tiroides que cualquier otro alimento. Así que si sufre de hipotiroidismo (como un 25 % de las mujeres de los Estados Unidos, muchas de ellas sin un diagnóstico), considere incorporar uno o ambos de estos alimentos en su dieta diaria. Los batidos verdes son una manera fácil de hacer eso. A menudo, aquellos que sufren de cansancio constante y metabolismo lento tienen problemas de hipotiroidismo. (Su diagnóstico puede ser difícil, ya que implica un análisis de sangre completo mediante un tratamiento hormonal, en busca de interacción de diversas variables). El consumo de una hormona tiroidea, especialmente de fármacos sintéticos como Synthroid y Cytomel, aumenta el riesgo de enfermedades y puede fatigar la tiroides aún más. Los vegetales marinos nutren y apoyan la tiroides en lugar de perturbarla (lo que conlleva su agotamiento a lo largo del tiempo), tal y como hacen las drogas, para hacerla funcionar.

Raíz de maca

La maca es un producto muy de moda que surge de un antiguo alimento peruano. Es una raíz relacionada con los nabos y rábanos ya que se la ha vinculado a la salud del sistema endocrino y a una libido saludable. También puede mejorar los niveles de energía durante todo el día. Tal afrodisíaco se utiliza en América del Sur para aumentar el rendimiento en una variedad de áreas. En polvo, es una adición fácil a batidos verdes.

Semilla de chía

Con tanto énfasis puesto en los ácidos grasos esenciales (AGE) y las grasas omega, la semilla de chía se destaca por tener un 40 % de aceite omega-6. Hay tantas personas que actualmente toman suplementos de AGE que este alimento se vuelve muy atractivo debido a su gran proporción de omega 6:3.

Las semillas de chía absorben diez veces su peso en agua, por lo que son buenos espesantes cuando son sumergidas en líquido. También le darán una sensación de saciedad, una gran ayuda para perder peso. Algunos piensan que también absorben algunas calorías de los alimentos, así que eso las convierte en ayudantes de la dieta en más de un sentido. Frenan la conversión de carbohidratos en azúcares y, por lo tanto, ayudan a mantener los niveles de azúcar en sangre estables, ideal para todas las personas, especialmente para los diabéticos.

Se pueden espolvorear semillas de chía en cualquier alimento ya que tienen un sabor neutro, y, a diferencia de las semillas de lino, se pueden digerir sin necesidad de molerlas. Pero, a diferencia del lino, son bastante caras.

Yogur o kéfir

El yogur o kéfir, sobre todo casero, añade una textura cremosa y suave a los batidos. Puede aprender más sobre este tema en *12 Steps to Whole Foods* (Los 12 pasos hacia los alimentos saludables), lo que incluye cómo hacerlos en casa a bajo costo y fácilmente. El kéfir y el yogur son los únicos productos de origen animal que promuevo activamente, ya que sus proteínas son previamente digeridas y descompuestas para que el cuerpo las aproveche fácilmente, a diferencia de otras proteínas animales.

Aún más importante, contribuyen a un tracto gastrointestinal saludable, poblado de buenos microorganismos, su principal defensa contra las infecciones bacterianas y otros microorganismos nocivos. La mayoría de las personas tienen una proporción de 10:1 de microorganismos malos y buenos, y la relación debe ser revertida para tener un colon saludable. La mejor manera de abordar esto es comer yogur o kéfir a diario y evitar los alimentos (como los productos lácteos, la carne y los alimentos procesados) que alimentan a las bacterias dañinas.

Si usted va a comprar yogurt comercial o kéfir, su versión orgánica es mejor, y compre de sabor normal en lugar de la vainilla endulzada con azúcar en exceso y otros sabores. El yogur de cabra es superior en términos nutricionales a los productos lácteos (leche de vaca). No promueve la formación de mucosidad y es más fácil de digerir, debido a que posee una molécula de grasa más pequeña que impregna las membranas semipermeables en los humanos sin activar el mecanismo de defensa del cuerpo para eliminar sustancias con mucosidad. Las personas no experimentan "intolerancia a la lactosa" con productos de leche de cabra, y muchas de las personas que son intolerantes a la lactosa con leche normal no experimentan esos síntomas al ingerir yogur lácteo.

Lista de superalimentos adicionales

Independientemente de la receta que utilice para sus batidos, es posible que desee guardar la siguiente lista en su refrigerador o en el interior de un armario para recordar que debe poner un par de ingredientes con las propiedades que le interesan en su batido de todos los días. De esa manera, recordará usar estos ingredientes especiales que ha comprado, antes de que caduquen.

Aceite de coco (virgen, orgánico)

Aceite de linaza (refrigerado, fresco)

Aguacate

Aloe vera (en botella o fresco)

Bayas de açaí

Bayas de goji

Brotes de cualquier semilla

Cáscara de lima

Cáscara de limón

Chocolate, crudo (en polvo o trozos)

Coco líquido o pulpa de coco

Germen de trigo, crudo

Hierbas frescas (eneldo, menta, etc.)

Jalea o propóleos de abeja real

Jengibre (fresco, pelado)

Jugo de granada

Jugo de hierba de trigo

Levadura (nutricional) de cerveza

Maca

Pimienta de cayena (molida)

Polen de abeja

Semilla de chía

Semilla de lino

Yogur o kéfir

Restricciones de azúcar y edulcorantes para batidos

Tengo dos edulcorantes preferidos para batidos verdes, *stevia* y agave, además de algunos otros que uso de vez en cuando.

Stevia

Si usted es diabético, hipoglucémico, o está tratando de reducir su consumo de azúcar, es sabio adoptar *stevia* como edulcorante de su batido (o no utilizar ningún edulcorante en absoluto). El edulcorante *stevia* es 100 veces más dulce que el azúcar, pero deriva de una hierba y es natural (aunque durante los procesos le añaden rellenos a las versiones en polvo y una base para las versiones líquidas), por lo que puede utilizar entre ¼ a ½ cucharadita para endulzar una licuadora llena de batido. Puede comprar *stevia* en polvo o en forma de gotas en cualquier tienda de alimentos saludables.

En Asia, el edulcorante *stevia* ha sido ampliamente utilizado y bien conocido por décadas, aunque no ha sido estudiado en ensayos clínicos. Muchas fuerzas, incluidas las gubernamentales, conspiraron para mantener el edulcorante *stevia* fuera de las manos de los consumidores estadounidenses durante muchos años, incluso prohibiéndolo de los estantes en tiendas de venta de alimentos. Esto no fue debido a las quejas de los consumidores sobre efectos secundarios (no se han documentado efectos secundarios del edulcorante *stevia* al momento de escribir este documento), sino debido al asfixiante monopolio que los fabricantes del edulcorante artificial aspartamo (NutraSweet) tuvieron en la industria alimentaria estadounidense.

Creo que la erosión del poder de aspartamo, ya que ha comenzado a dar paso a Splenda (un hecho muy parecido a cuando la sacarina dio paso al aspartamo hace muchos años), creó la oportunidad para que el edulcorante *stevia* sea aceptado en el hemisferio occidental. La disminución actual en el uso del aspartamo se puede atribuir directamente al hecho de que, de entre los más de 4 000 aditivos alimentarios aprobados por la Administración de Medicamentos y Alimentos (FDA, por sus siglas en inglés), ¡el aspartamo tiene más quejas relacionadas con la salud que todos los demás aditivos alimentarios juntos! El aspartamo es una excitotoxina mortal relacionada con problemas neurológicos, lo que incluye convulsiones, cáncer y muchos otros problemas.

Si no le gusta el sabor del edulcorante *stevia* en la forma que lo ha comprado, es posible que desee probar otro tipo (en polvo, gotas, gotas con sabor, etc.) o marca. No noto un regusto, pero algunos que utilizan este edulcorante si lo hacen.

Néctar de agave

Mi segunda opción favorita para endulzar de forma nutritiva un batido (y mi opción preferida en cuanto al gusto) es el uso del néctar de agave orgánico crudo, derivado de las plantas de cactus. He comparado las propiedades de las variedades oscuras y claras y no veo una gran ventaja nutricional entre las dos, ni noté una gran diferencia en cuanto al gusto. La gran ventaja en la utilización de agave en lugar de otros edulcorantes es que tiene un tercio del índice glucémico del azúcar y la miel. Es un jarabe ligero con un sabor agradable, neutro, imperceptible, más dulce que el azúcar. Puede comprarlo en línea o en tiendas naturistas, o en su forma más económica por galón o caja.

El agave ha tenido una reciente mala reputación, ya que se ha denunciado que las empresas mexicanas a veces cortan el jarabe de maíz de alta fructosa para fabricar el agave. Madhava es una buena marca, que procesa su agave puro por debajo de los 118 grados. Algunas de las marcas que anuncian que sus productos son puros, probablemente no lo sean. Por lo tanto, si puede, utilice una marca que indique claramente su compromiso con el procesamiento en frío, ya que así es como se conservan las enzimas.

Dátiles

Los dátiles son un alimento antiguo muy rico en magnesio y calcio. Como alimento entero y crudo, son un excelente edulcorante y tendrán un menor impacto en el nivel de glucemia. Los compro picados y cubiertos de harina de avena solo porque, de esa manera, cuestan aproximadamente la mitad (puede enjuagar la harina de avena si lo desea). Use la misma cantidad de dátiles que la cantidad de agave que se pide en la receta (proporción de 1:1).

Miel

La miel es muy concentrada, y sirve perfectamente para endulzar un batido verde. La ventaja de este edulcorante es, si se utiliza en crudo, que puede tener la capacidad de disminuir o eliminar sus alergias estacionales. En cuanto a la miel cruda, algunos teorizan que la polinización cruzada realizada por las abejas locales ofrece un tipo de remedio homeopático. He comprobado este efecto por mí misma la primera vez que lo leí, y no he sufrido de alergias estacionales desde que consumí pequeñas cantidades de producto local, en crudo. El producto no se considera técnicamente vegano ya que se puede dañar a los "animales" (abejas) durante la producción.

La desventaja de la miel es que posee un índice glucémico muy alto, lo que significa que causa un pico de azúcar en sangre comparable al azúcar y al jarabe de maíz. La miel es mucho más alta en nutrientes, por supuesto, pero para aquellos con problemas de azúcar en sangre, es mejor evitarla. Cuando la utilice, hágalo en pequeñas cantidades.

Jarabe de arce

El jarabe de arce nunca está técnicamente en su estado puro, pero su contenido de nutrientes es ciertamente mayor que los del azúcar o el jarabe de maíz y, por su sabor agradable, muchos partidarios de alimentos crudos lo prefieren como edulcorante. Además, es caro. El grado B tiene un menor nivel de procesamiento y, por lo tanto, es mejor que el grado A. Utilice el jarabe de arce en pequeñas cantidades, pero tenga en cuenta que es un edulcorante concentrado que tiene un impacto relativamente alto en el nivel de azúcar en la sangre, por lo que el edulcorante agave y *stevia* son sus mejores opciones.

15

Recetas

Si es un principiante en cuanto a los batidos verdes o siente algunas dudas acerca de cuál puede ser el sabor de sus preparaciones, comience utilizando el modelo de recetas, detallado a continuación. Si se siente aventurero, debería saber que en estas recetas he tratado de experimentar con casi todo tipo de verduras de hoja verde comestibles. Si tiene una "hoja verde" inusual en su poder y no sabe qué hacer con ella, consulte el índice de este libro y búsquela. ¡Lo más probable es que sea un ingrediente en una de las siguientes recetas!

Modelo de recetas para batidos verdes de Robyn

Rinde 8 tazas de batido 100 % crudo.

CONSEJOS: para los principiantes y los que tratan de convencer a los niños de beber estos batidos, considere el uso de *menos* verduras de hoja y *más* frutas (especialmente bayas y bananas) al principio, y luego ir agregando de a poco hasta alcanzar la relación 50/50 que se describe aquí. En esta fase de transición, utilice solo los sabores suaves como los de la espinaca, la col rizada, la col forrajera y la acelga. Para los niños, los primeros días considere el uso de espinaca únicamente, luego agregue de a poco acelga, col forrajera y col rizada. ¡Agregue otras verduras de hoja salada o amarga solo cuando su familia sea "experta" en batidos verdes! Añada un poco más de agua si siente que el batido es demasiado espeso.

Ponga 2½ tazas de agua filtrada en una licuadora de alta potencia.

Como opción, añadir:

½ cucharadita de *stevia* (edulcorante a base de hierbas) o un ¼
de una taza de néctar de agave orgánico crudo (con bajo índice
glucémico)

¼ de un limón entero, incluida la cáscara (previene el cáncer de piel,
alto contenido de flavonoides)

De 2 a 3 cucharadas de aceite de linaza fresco, refrigerado (aceite
rico en omega-3)

Añadir poco a poco hasta que la mezcla, ya casi convertida en puré, se
acerque a la línea de 5 tazas (o menos si está en la etapa de "conversión"):

¾ a 1 libra de verduras de hoja lavadas y crudas, hasta alcanzar la
línea de 5½ de la taza:

Espinaca, acelga, col rizada, col forrajera (estos deben ser sus
ingredientes principales)

Nabo, mostaza, hojas de la planta diente de león, rúcula (usar con
más moderación, ya que son picantes o amargos)

Lechugas y hojas de remolacha (también son recomendables, por
eso, utilícelas libremente)

Probar añadir aguacate, repollo, o 1–2 tallos de apio

Pise las verduras de hoja hasta convertirlas en puré por 90 segundos,
hasta obtener una mezcla muy suave.

Añadir de a poco la fruta hasta que el recipiente se llene (8 tazas o más),
pasar 90 segundos por la licuadora o hasta obtener una mezcla suave:

Agregue 1–2 bananas para dar una textura cremosa y dulce

Agregue 1–2 tazas de mezcla de bayas congeladas (tiene un gusto
maravilloso y hace que el batido tenga color púrpura en vez de
verde)

Cualquier otra fruta a gusto: nuestras frutas favoritas son las peras y
melocotones, pero también las manzanas, naranjas, albaricoques,
cantalupos (con semillas, ¡son muy ricos en antioxidantes!),
mangos, piñas... ¡lo que quiera!

Cuanta más fruta congelada añada, más sabroso será su batido, ¡y una
licuadora de alta potencia podrá manejarlo! Puede guardar su batido en el
refrigerador por hasta dos días, solo debe agitarlo bien antes de beber.

Batido verde con poca fruta, o sin fruta, de Laura
(Laura's Little-or-No-Fruit Green Smoothie)

Algunos de ustedes quieren omitir por completo la fruta en su batido. Tal vez porque está tratando de reducir los azúcares (incluso el azúcar sin refinar de la fruta), o está realizando la dieta para tratar el hongo Candida, o porque es diabético o muy hipoglucémico. Si es así, pruebe este batido completamente de verduras que, a la vez es súper comestible, además de ofrecer una nutrición completa y ser bajo en azúcar. El aguacate también le agrega un poco de grasa y nutritivos necesarios.

Mi antigua estudiante universitaria, Laura, pasó siete años de su adolescencia y de la vida adulta en cama por problemas de salud graves. No tolera el azúcar de ningún tipo, por eso, ideó este batido verde que es altamente alcalino y tiene un bajo contenido de azúcar. Esta receta es solo para profesionales: aquellos que beberán cualquier cosa que favorezca su salud, independientemente del gusto. Dicho esto, ¡sabe mejor de lo que parece!

1 aguacate

1 pepino grande

2 tazas de espinaca

2 hojas grandes de col forrajera

2 hojas de col rizada negra

2–3 limones, solo el jugo (para dar sabor)

1½ tazas de agua

Opcional: unas rodajas de manzanas Gala

Mezcle bien y a disfrutar.

Notas importantes antes de utilizar las siguientes recetas

Las recetas que quedan en este libro tienen un rendimiento de 6 pintas, y son más fáciles de preparar en recipientes (de 96 onzas) grandes. (El modelo de receta anterior cabe en una Vita-Mix o en el recipiente de 64 onzas más pequeño que viene con su Blendtec). Si tiene el recipiente de 64 onzas más pequeño, que viene con su máquina, puede seguir utilizando estas recetas (vea la nota 2 para averiguar por qué le convendría hacerlo), pero llenará su recipiente antes de añadir toda la fruta. Simplemente mezcle la mayor cantidad posible de los ingredientes de la lista hasta que queden suaves, y vierta la mitad de la mezcla en frascos de vidrio. A continuación, añada el resto de la fruta, mezcle de nuevo, y vierta el resto en los frascos. Coloque una tapa en los frascos y agítelos bien.

Si prefiere preparar menor cantidad, disminuya las proporciones de las recetas a la mitad para obtener un rendimiento de aproximadamente tres pintas. He desarrollado estas recetas de tres cuartos de galón y gran tamaño para cubrir las necesidades de una familia, o de una persona que hace un plan de desintoxicación de tres días. En mi casa, uso esta cantidad para preparar un cuarto de galón al día para mí, y una pinta diaria para cada uno de mis cuatro hijos. Aprovecho al máximo la cantidad que puedo preparar en la licuadora, y lleno el recipiente hasta arriba.

Tenga en cuenta que si la cantidad de tres cuartos de galón es demasiado para usted, puede guardar los batidos verdes para el día siguiente. (Eso es lo máximo que los puede guardar. Al tercer día, habrán perdido muchos de los nutrientes y, además, tendrán un sabor raro).

Recomiendo encarecidamente que procure tener el recipiente más grande (de 96 onzas) para la Blendtec, y prepare en grandes cantidades, inclusive para una sola persona. Una sola persona puede beber un cuarto de galón al día, guardar un cuarto para el día siguiente, y congelar un cuarto para el tercer día. De esta manera, está ahorrando dos tercios del tiempo y esfuerzo, y obtiene el mismo beneficio. Hará una gran diferencia a la hora de nutrirse de manera excelente si tiene un horario apretado. En lugar de gastar diez minutos en la cocina todos los días, una persona puede invertir diez minutos de su tiempo cada *tres* días. Simplemente recuerde sacar el batido congelado del refrigerador varias horas antes de consumirlo, y agitarlo bien antes de beberlo.

Uso espinaca en la mayoría de estas recetas. No solo es rica en proteínas, sino que también aporta beneficios excepcionales en cuanto a todos los aspectos nutricionales. Sin embargo, una razón más práctica es que es fácil tener espinaca a mano. Al momento de escribir estas líneas, Costco vende bolsas enormes de 2,5 libras de espinaca por USD 3,95, así como paquetes de espinaca bebé, a un precio más elevado. El uso de una gran cantidad de espinaca ayuda a mantener los costos bajos para preparar batidos. (Utilice otras verduras de hoja para obtener mejor sabor, así como esa variedad importante que es rica en vitaminas y minerales). Teniendo en cuenta el factor de la simplicidad para mis lectores, incluyo a la espinaca como la última verdura que se agrega a una receta para lograr la proporción máxima entre verdura y fruta.

Aloe y manzana (Aloe and Apple)

2¾ tazas de agua/hielo

2 briznas grandes de aloe vera fresco, cortadas de la planta (o ¼ de una taza embotellada)

4 hojas grandes de col forrajera

Espinaca, añadir hasta que la mezcla llegue a la línea de 6 tazas

1–2 pulgadas de jengibre fresco, pelado

2 manzanas grandes tipo Granny Smith

2 bananas, congeladas y en trozos

3 tazas de arándanos congelados

½ cucharadita de *stevia*

Mezcle los primeros 4 ingredientes hasta formar una mezcla suave. Añada frutas y *stevia* y mezcle hasta formar una mezcla suave. Sirva de inmediato para obtener mejores resultados, o refrigere hasta por 24 horas en frascos de vidrio. Agite bien antes de servir.

Batido intenso de rúcula y arame
(Arugula Arame Attack)

3 tazas de agua/hielo

2 grandes puñados de rúcula

¼ de una taza de arame o wakame, o 1 hoja de nori cruda (alga
asiática)

Espinaca, añadir hasta que la mezcla llegue a la línea de 6 tazas

2 tazas de piñas, preferentemente congeladas en trozos

2 bananas, congeladas y en trozos

2 tazas de arándanos, moras o mezcla de bayas congeladas

1 manzana o pera

½ cucharadita de *stevia*

Mezcle los primeros 4 ingredientes hasta formar una mezcla suave. Añada frutas y *stevia* y mezcle hasta formar una mezcla suave. Sirva de inmediato para obtener mejores resultados, o refrigere hasta por 24 horas en frascos de vidrio. Agite bien antes de servir.

Batido verde asiático (Asian Green Smoothie)

Puede experimentar con una amplia variedad de verduras de hoja asiáticas, coles y repollos asiáticos en sus batidos, verduras que se pueden adquirir en su mercado asiático local. Los ingredientes también tienden a ser de bajo costo en estos pequeños mercados.

2¼ tazas de agua/hielo

8 tazas de coles chinas tipo bok choy, yu choy sueltas (picadas en
trozos grandes)

1 taza de apio chino

1–2 tazas de brotes de soja

4 tangelos

2 bananas, congeladas y en trozos

½ cucharadita de *stevia*

4 tazas de mezcla de bayas congeladas

Mezcle los 3 primeros ingredientes hasta formar una mezcla suave. Añada los ingredientes restantes y hacer un puré hasta que quede suave. Servir inmediatamente (es lo mejor ya que las coles se oxidan y pierden sus características nutricionales rápidamente cuando son mezclados), o verter en frascos de vidrio y refrigerar por hasta 24 horas.

Batido explosivo de remolacha (Beet Blast)

Las remolachas son una buena manera de cambiar el color de un batido radicalmente para aquellos que son reacios a los alimentos de color verde. Esta receta es un buen comienzo para los niños que necesitan un batido suave y dulce para comenzar a adoptar los batidos como una forma de vida. Este es un buen batido de invierno. Personalmente dejo algunas remolachas hibernando en el jardín para recoger en enero o febrero, en lugar de pagar los precios de la tienda de comestibles.

$3\frac{1}{4}$ tazas de agua/hielo
1 remolacha mediana, bien lavada y cortada en cuartos
$\frac{1}{4}$ de un repollo verde mediano, cortado en trozos
Espinaca, añadir hasta que la mezcla llegue a la línea de 6 tazas
2 cucharadas de miel
2 manzanas (Cameo, Jonathan, Jonagold, o Gala)
2 bananas, congeladas y en trozos
2 tazas de piñas, congeladas y en trozos
$\frac{1}{2}$ cucharadita de nuez moscada molida

Mezcle los primeros 4 ingredientes durante 60 segundos. A continuación, agregue los ingredientes restantes y mezcle hasta formar una mezcla muy suave. Sirva inmediatamente o refrigere por hasta 24 horas en frascos de vidrio. Agite bien antes de servir.

Gran cóctel de repollo negro
(Big Black Cabbage Cocktail)

3 tazas de agua/hielo

4 tazas de repollo negro

Espinaca, añadir hasta que la mezcla llegue a la línea de 6 tazas

¼ de una taza de agave orgánico crudo

2 peras

2 bananas

8 albaricoques sin semillas (o la cantidad equivalente de la mezcla de
   frutas congeladas)

Mezcle los 3 primeros ingredientes hasta formar una mezcla suave.
Agregue los ingredientes restantes y mezcle hasta formar una mezcla suave.
Sirva inmediatamente o refrigere por hasta 24 horas en frascos de vidrio. Agite
bien antes de servir.

Batido de col rizada negra y mora
(Black Kale Blackberry Brew)

2¾ tazas de agua/hielo

2 tallos de apio

5 hojas grandes de col rizada negra (lacinato)

¼ de limón entero

2 cucharadas de aceite de linaza

2–4 cucharadas de agave orgánico crudo

Espinaca, añadir hasta que la mezcla llegue a la línea de 6 tazas

2 tazas de piña fresca picada (opcional: congelada)

2 tazas de moras

2 bananas, congeladas y en trozos

Mezcle los primeros 7 ingredientes hasta formar una mezcla suave. Añada
frutas y mezcle hasta que quede suave. Sirva inmediatamente o refrigere por
hasta 24 horas en frascos de vidrio. Agite bien antes de servir.

Batido de ensalada (Blended Salad)

Muchos de los problemas de salud modernos hacen que comer una ensalada sea muy difícil para aquellos que no les gustan. Si le gusta la ensalada, pero no puede tolerar masticarla, esta receta puede ser útil para usted. Rinde una porción.

1 puñado grande de espinaca

1 tomate

⅛ o ¼ de una cebolla roja

½ aguacate o 1 cucharada de aceite de oliva extra virgen

¼ de calabacín o calabaza amarilla

Unas ramitas de cilantro (opcional)

1 cucharada de jugo de limón

Agua para lograr la consistencia deseada

Una pizca de sal marina y pimienta recién molida a gusto

Mezcle todos los ingredientes hasta formar una mezcla suave, utilice un poco de aceite de oliva y agua para lograr la consistencia deseada de la mezcla. Cómalo con una cuchara, o dilúyalo con agua para beber.

Batido de brócoli (Broccoli Blitz)

Se trata de un buen batido de invierno, excelente para incorporar el brócoli en su día, si es como yo y no le gusta comerlo crudo.

2¾ tazas de agua/hielo

¼ de una taza de agave orgánico crudo

2 tazas de brócoli (floretes o tallos) o brócoli rabe (que se puede conseguir en mercados italianos o asiáticos)

Espinaca, añadir hasta que la mezcla llegue a la línea de 5 tazas

2 naranjas, peladas y cortadas en cuartos

2 tazas de piña picada

2 bananas, congeladas y en trozos

2 tazas de mezcla de bayas congeladas

Mezcle los primeros 4 ingredientes hasta formar una mezcla suave. Añada frutas y mezcle de nuevo hasta formar una mezcla suave. Sirva inmediatamente o refrigere por hasta 24 horas en frascos de vidrio. Agite bien antes de servir.

Batido explosivo de coles de Bruselas (Brussels Blaster)

He odiado las coles de Bruselas cocidas desde la infancia. Esta es una manera de aportar al organismo su nutrición crucífera excelente, ideal para prevenir el cáncer, sin cocinar las enzimas y sin siquiera darse cuenta de que están ahí.

3 tazas de agua/hielo

12 coles de Bruselas

Espinaca, añadir hasta que la mezcla llegue a la línea de 6 tazas

1 pomelo amarillo, pelado

3 tazas de mezcla de bayas congeladas

2 bananas, congeladas y en trozos

1 manzana

½ taza de agave orgánico crudo

Mezcle los 3 primeros ingredientes hasta formar una mezcla suave. Agregue los ingredientes restantes y mezcle hasta formar una mezcla suave. Sirva inmediatamente o refrigere por hasta 24 horas en frascos de vidrio. Agite bien antes de servir.

Refresco de repollo (Cabbage Cool-Aid)

2¾ tazas de agua/hielo

Repollo verde, añadido hasta que la mezcla llegue a la línea de 6 tazas (también se puede utilizar yu choy o bok choy)

4 tazas de mezcla de bayas congeladas

2 bananas, congeladas y en trozos

2 manzanas ácidas grandes

¼ de una taza de agave orgánico crudo

Mezcle los primeros 2 ingredientes hasta formar una mezcla suave. Añada frutas y agave, y pase esos ingredientes por la licuadora hasta obtener una mezcla suave. Sirva de inmediato para obtener mejores resultados, o refrigere hasta por 24 horas en frascos de vidrio. Agite bien antes de servir.

Batido con lechuga mantecosa (Butterhead Brew)

Mantecosa, Bibb, y Boston son diferentes nombres para la misma variedad de lechuga.

2¾ tazas de agua/hielo

1 planta de lechuga mantecosa, Bibb o Boston, lavada

½ taza de brotes de trébol/rábano/alfalfa/alholva (cualquier combinación de esas pequeñas semillas)

Espinaca, añadir hasta que la mezcla llegue a la línea de 6 tazas

¼ de una taza de agave orgánico crudo

2 bananas, congeladas y en trozos

2 naranjas

2 tazas de arándanos congelados

2 tazas de mezcla de fruta congelada u otra fruta

Remoje ¼ de una taza de semillas durante la noche, bajo presión, y deje reposar por otras 12 a 24 horas, para que drenen varias veces al día. Mezcle bien los primeros 4 ingredientes. Añada agave y frutas, y pase de nuevo por la licuadora hasta obtener una mezcla suave. Sirva de inmediato (las coles se oxidan rápidamente).

Mejunje de zanahorias (Carrot Top Concoction)

2¾ tazas de agua/hielo

Hojas de 6 zanahorias

Espinaca, añadir hasta que la mezcla llegue a la línea de 6 tazas

½ cucharadita de *stevia*

2 manzanas agridulces (Jonathan, Gala, Cameo, etc.)

2 naranjas

1 banana

1–2 tazas de bayas congeladas

Mezcle los primeros 3 ingredientes durante 1–2 minutos, luego agregue los ingredientes restantes y mezcle hasta formar una mezcla suave. Sirva inmediatamente o refrigere por hasta 24 horas en frascos de vidrio. Agite bien antes de servir.

Batido con semillas de chía (Chia Choice)

3¼ tazas de agua/hielo

1 cucharada de semillas de chía

Lechuga de hoja roja u hojas de acelga (con tallos), añadidas a la
mezcla hasta alcanzar la línea de 6 tazas

½ cucharadita de *stevia*

4 ciruelas negras, sin semillas

2 bananas, congeladas y en trozos

3 tazas de bayas congeladas

Opcional: chorrito de salsa picante

Mezcle los 3 primeros ingredientes hasta formar una mezcla suave.
Agregue los demás ingredientes y mézclelos bien. Sirva inmediatamente o
refrigere en frascos de vidrio por hasta 24 horas. Agite bien antes de servir.

Tentación de yogur de arándanos y manzana (Cranapple Yogurt Crave)

Se trata de una buena elección para el invierno, ya que todos estos ingredientes están disponibles de noviembre a marzo.

2½ tazas de agua/hielo

1 taza de yogur

2 hojas de acelga, incluidos los tallos

2 hojas de col forrajera, incluidos los tallos

Espinaca, añadida hasta que la mezcla llegue a la línea de 6,5 tazas

⅓ de taza de agave orgánico crudo

2 tazas de arándanos

2 tazas de arándanos azules

1 banana, congelada y en trozos

3 manzanas Cameo

Pase los primeros 6 ingredientes por la licuadora hasta obtener una
mezcla suave. Agregue los ingredientes restantes y mezcle nuevamente hasta
formar una mezcla suave. Sirva inmediatamente o refrigere por hasta 24 horas
en frascos de vidrio. Agite bien antes de servir.

Delicioso batido con hojas de diente de león (Dandelion Delight)

4 tazas de hojas de la planta diente de león, picadas en trozos (salvaje/sin pulverizar, o las que se encuentran en las tiendas naturistas)

½ cucharadita de *stevia*

¼ de una taza de jugo de naranja congelado (recién exprimido y congelado en bandejas de cubitos de hielo, 2 cubos de hielo grandes equivalen a ¼ de una taza)

Espinaca, añadida y mezclada hasta alcanzar la línea de 6 tazas

2 naranjas

2 bananas, congeladas y en trozos

¼ de limón entero

Bayas congeladas, añadir hasta completar el recipiente

Mezcle los primeros 4 ingredientes hasta formar una mezcla suave. Añada frutas y mezcle hasta que quede suave. Sirva inmediatamente o refrigere por hasta 24 horas en frascos de vidrio. Agite bien antes de servir.

Grandiosa bebida de verano (Dilly Summer Drink)

2¾ tazas de agua y hielo

⅓ taza de eneldo fresco

4 tazas de ensalada (mezcla de verduras de hoja)

Espinaca, añadir hasta que la mezcla llegue a la línea de 6 tazas

½ cucharadita de *stevia*

⅛ de limón entero

4 nectarinas, sin semillas

2 bananas

2 tazas de mezcla de bayas congeladas

Mezcle los primeros 4 ingredientes hasta formar una mezcla suave. Agregue los ingredientes restantes y mezcle hasta formar una mezcla suave. Sirva inmediatamente o refrigere por hasta 24 horas. Agite bien antes de servir.

Expreso de energía con escarola
(Endive Energy Express)

2¾ tazas de agua/hielo

Espinaca, añadir hasta que la mezcla llegue a la línea de 4 tazas

Escarola, añadir hasta que la mezcla llegue a la línea de 6 tazas

¼ de una taza de agave orgánico crudo

3 tazas de mezcla de bayas congeladas

4 clementinas

2 bananas, congeladas y en trozos

Mezcle bien los primeros 3 ingredientes. Añada frutas y agave, y pase esos ingredientes por la licuadora hasta obtener una mezcla suave. Sirva inmediatamente o refrigere por hasta 24 horas en frascos de vidrio. Agite bien antes de servir.

Batido de jardín con todo + el fregadero
(Everything + The Kitchen Sink Garden Smoothie)

2¾ tazas de agua/hielo

4 tazas de rábano, zanahoria, fresa o hojas de remolacha, bien
  lavados

1 taza de plantas silvestres como verdolaga, diente de león, gloria de
  la mañana, o cenizo

Espinaca, añadir hasta que la mezcla llegue a la línea de 6 tazas

½ cucharadita de *stevia*

3 tazas de mezcla de frutas mixtas congeladas

2 bananas, congeladas y en trozos

2 tazas de mezcla de bayas congeladas

Mezcle los primeros 4 ingredientes hasta formar una mezcla muy suave. Añada frutas y *stevia*, y pase todo por la licuadora hasta obtener una mezcla suave. Sirva inmediatamente o refrigere por hasta 24 horas en frascos de vidrio. Agite bien antes de servir.

Gloriosa mezcla de hojas verdes
(Glorious Green Leaf)

2¾ tazas de agua/hielo

1–2 plantas de lechuga de hoja verde (o añadir hasta alcanzar la línea
de 6 tazas al batirlas)

1–2 pulgadas de jengibre fresco, pelado

⅛ a ¼ de limón entero

¼ de una taza de agave orgánico crudo

2 tazas de piñas, congeladas y en trozos

2 naranjas, peladas

2 bananas, congeladas y en trozos

2 tazas de mezcla de bayas congeladas

Mezcle los 3 primeros ingredientes hasta formar una mezcla suave. Añada
frutas y agave, y pase esos ingredientes por la licuadora hasta obtener una
mezcla suave. Sirva de inmediato para obtener mejores resultados, o refrigere
hasta por 24 horas en frascos de vidrio. Agite bien antes de servir.

Potente batido de pomelo y cilantro
(Grapefruit Cilantro Booster)

2¾ tazas de agua/hielo

2 tazas de cilantro

10 dátiles, picados

Espinaca, añadir hasta que la mezcla llegue a la línea de 6 tazas

½ cucharadita de canela en polvo

1 pomelo rosado grande, pelado

1 pera variedad D'Anjou

2 bananas, congeladas y en trozos

¼ de lima entera, sin pelar

2 tazas de mezcla de bayas congeladas

Mezcle los primeros 4 ingredientes hasta formar una mezcla suave.
Agregue los ingredientes restantes y mezcle hasta formar una mezcla suave.
Sirva inmediatamente o refrigere por hasta 24 horas en frascos de vidrio. Agite
bien antes de servir. (El sabor de esta receta se vuelve muy potente si no se
consume inmediatamente).

Batido de bayas de goji (Gobs of Goji)

Se trata de un batido fácil de hacer en el invierno debido a que todos estos ingredientes están disponibles en tiendas, incluso en climas fríos.

Las bayas de goji, cuyo origen proviene del Himalaya y el Tíbet, son el secreto de la longevidad de algunos de los pueblos más longevos del mundo. Crecen bien en climas fríos como las montañas de Wasatch en Utah, donde vivo.

3½ tazas de agua/hielo

1 taza de bayas de goji secas (o frescas) (si estuvieran frescas, disminuir la proporción de agua a ½ taza)

3 hojas grandes de col forrajera, incluyendo los tallos

5 pequeñas ramitas de col rizada, incluidos los tallos

Espinaca, añadir hasta que la mezcla llegue a la línea de 6 tazas

⅓ taza de agave orgánico crudo

1 banana, congelada y en trozos

1 taza de moras congeladas

12 fresasgrandes congeladas

3 manzanas o naranjas

Remoje las bayas de goji en el agua para el batido con 30–60 minutos de antelación. A continuación, agregue todas las verduras y páselas por la licuadora hasta obtener una mezcla suave. Añada agave y frutas, y pase de nuevo por la licuadora hasta obtener una mezcla suave. Sirva inmediatamente o refrigere por hasta 24 horas en frascos de vidrio. Agite bien antes de servir.

Refresco de chocolate orgánico
(Green Chocolate Cooler)

Posee excelentes comentarios de mis cuatro hijos, y tiene un contenido más alto de calorías y proteínas que la mayoría de las recetas de batidos verdes, por lo tanto, es bueno para los que realizan entrenamiento atlético. ¡Tiene un color verde claro, pero es de sabor a chocolate!

3 tazas de agua helada

½ vaina de vainilla

2 hojas grandes de col rizada

Lechuga de hoja roja, añadir hasta que la mezcla llegue a la línea de
    6 tazas

¼ de una taza de trozos de cacao o chocolate en polvo

2 manzanas, variedad Granny Smith

2 mangos, pelados y sin semillas

2 bananas, congeladas y en trozos

½ taza de mantequilla de almendras

½ taza de agave orgánico crudo

Mezcle los primeros 4 ingredientes hasta formar una mezcla suave. Agregue los ingredientes restantes y mezcle hasta formar una mezcla suave. Sirva inmediatamente o refrigere por hasta 24 horas. Agite bien antes de servir.

Tónico de col rizada y tangelo (Kale Tangelo Tonic)

2½ tazas de agua

1 manojo de col rizada

1 bolsa de 10 onzas de espinaca bebé

5 tangelos o clementinas

1 banana, congelada y en trozos

3 tazas de mezcla de bayas congeladas

¼ de limón entero

¼ de una taza de agave orgánico crudo

Mezcle bien los primeros 3 ingredientes. Agregue los ingredientes restantes, píselos hasta convertirlos en puré. Sirva inmediatamente o refrigere por hasta 24 horas en frascos de vidrio. Agite bien antes de servir.

Licuado de brotes de brócoli y lima
(Key Lime Broccosprout Blend)

2¾ tazas de agua/hielo

4 limas (enteras)

1 taza de brotes de brócoli (comprados en la tienda de alimentos saludables o cultivados en forma casera)

Espinaca, añadir hasta que la mezcla llegue a la línea de 6 tazas

3 peras D'Anjou

2 bananas, congeladas y en trozos

2 tazas de mezcla de bayas congeladas

1 cucharadita de *stevia*

Mezcle los primeros 4 ingredientes hasta formar una mezcla suave. Agregue los ingredientes restantes y mezcle hasta formar una mezcla suave. Sirva inmediatamente o refrigere por hasta 24 horas en frascos de vidrio. Agite bien antes de servir.

Batido de kiwi y banana (Kiwi Banana Krush)

2¾ tazas de agua/hielo

6 hojas medianas de acelga

Espinaca, añadir hasta que la mezcla llegue a la línea de 6 tazas

6 kiwis, pelados

1 banana, congelada y en trozos

2 peras

3 tazas de bayas congeladas (agregar hasta llenar el recipiente de la licuadora)

½ cucharadita de *stevia* o 2 cucharadas de agave orgánico crudo

Mezcle los 3 primeros ingredientes hasta formar una mezcla suave. Añada frutas y *stevia*/agave y pasar esos ingredientes por la licuadora hasta obtener una mezcla suave. Sirva de inmediato para obtener mejores resultados, o refrigere hasta por 24 horas en frascos de vidrio. Agite bien antes de servir.

Batido kumquat (The Kumquat Question)

2¾ tazas de agua/hielo

2 tazas de anís (hojas de hinojo) (guardar el bulbo de hinojo blanco
    para agregar a las ensaladas)

Espinaca, añadir hasta que la mezcla llegue a la línea de 6 tazas

1 taza de kumquats (con piel)

3 bananas, congeladas y en trozos

3 tazas de mezcla de bayas congeladas

⅓ taza de agave orgánico crudo

Pase los 3 primeros ingredientes por la licuadora hasta obtener una
mezcla suave. A continuación, añada los demás ingredientes y páselos de
nuevo por la licuadora hasta obtener una mezcla suave. Sirva inmediatamente o
refrigere por hasta 24 horas en frascos de vidrio. Agite bien antes de servir.

Estupendo batido de verano con albaricoque y berro (Late-Summer Apricot Watercress Divine)

2¾ tazas de agua/hielo

1 manojo de berros

3 hojas de col rizada (de cualquier tipo)

Verduras primaverales, añadir hasta que la mezcla llegue a la línea de
    6 tazas

¼ de lima

5–6 albaricoques maduros (opción: congelados en trozos)

2 melocotones maduros (opción: congelados en trozos)

1 banana, congelada y en trozos

1 taza de arándanos

Pase los primeros 5 ingredientes por la licuadora hasta obtener una
mezcla suave, agregue la fruta y mezcle nuevamente hasta obtener el mismo
resultado. Sirva inmediatamente o refrigere por hasta 24 horas en frascos de
vidrio. Agite bien antes de servir.

Batido verde latino (Latin Green Smoothie)

3 tazas de agua

½ manojo de cilantro

2 pulgadas de jengibre fresco, pelado

½ cucharadita de pimienta de cayena

¼ de una taza de agave orgánico crudo

Espinaca o col forrajera, añadir hasta que la mezcla llegue a la línea
   de 6 tazas

2 carambolas, picadas en trozos grandes

½ lima, lavada y cortada en cuartos (con cáscara)

2 bananas, congeladas y en trozos

2 peras o manzanas

2 tazas de mezcla de bayas congeladas

Pase los primeros 6 ingredientes por la licuadora hasta obtener una mezcla suave. Agregue los ingredientes restantes y mezcle hasta formar una mezcla suave. Sirva inmediatamente o refrigere por hasta 24 horas en frascos de vidrio. Agite bien antes de servir.

Fundido de mango (Mango Meltaway)

2¾ tazas de agua/hielo

2 tallos de apio, cortados en cuartos

Espinaca, añadir hasta que la mezcla llegue a la línea de 6 tazas

½ taza de nueces de la India

½ cucharadita de vainilla

½ cucharadita de *stevia*

2 mangos grandes, pelados y sin semillas

2 bananas, congeladas y en trozos

2 tazas de arándanos congelados

½ taza de yogur natural sin grasa o kéfir

Pase los 4 primeros ingredientes por la licuadora hasta obtener una mezcla suave. A continuación, añada los demás ingredientes y mézclelos de nuevo hasta obtener el mismo resultado. Sirva de inmediato para obtener mejores resultados, o refrigere hasta por 24 horas en frascos de vidrio. Agite bien antes de servir.

Mezcla de semillas de melón
(Melon-Seed Melange)

¡Se ve muy verde, pero es sabrosa! El mejor momento para obtener estos ingredientes es al final del verano o a principios del otoño.

¼ de una taza de agave orgánico crudo

2 tazas de agua

2 tazas de repollo verde

1 taza de perejil picado

Espinaca, añadir hasta que la mezcla llegue a la línea de 6 tazas

4 tazas de cantalupo, con todas las semillas, etc., que están en el
    centro (cortar la cáscara)

2 bananas, congeladas y en trozos

12 fresas congeladas medianas a grandes

Pase los primeros 5 ingredientes por la licuadora hasta obtener una mezcla muy suave. Agregue los ingredientes restantes y mezcle nuevamente hasta formar una mezcla suave. Sirva inmediatamente o refrigere por hasta 24 horas en frascos de vidrio. Agite bien antes de servir.

Batido loco con maca verde
(Mixed Green Maca Madness)

3 tazas de agua/hielo

Mezcla de verduras primaverales, añadir a la mezcla hasta llegar a la
    línea de 4 tazas

Espinaca, añadir hasta que la mezcla llegue a la línea de 6 tazas

¼ de una taza de polvo de raíz de maca

½ cucharadita de *stevia* líquida con sabor a limón

2 tazas de piña

2 bananas, congeladas y en trozos

4 tazas de bayas congeladas

Mezcle los 3 primeros ingredientes hasta formar una mezcla suave. Agregue los ingredientes restantes y mezcle hasta formar una mezcla suave. Sirva de inmediato para obtener mejores resultados, o refrigere hasta por 24 horas en frascos de vidrio. Agite bien antes de servir.

Mambo de hojas de mostaza
(Mustard Greens Mambo)

2¾ tazas de agua/hielo

2 hojas grandes (con tallos) de mostaza, picadas

4 tazas de lechuga romana, picada

Espinaca, añadir hasta que la mezcla llegue a la línea de 6 tazas

⅔ de una cucharadita de *stevia* en polvo

2 bananas, congeladas y en trozos

16 onzas de moras congeladas

1 papaya pequeña, pelada (incluir las semillas en el batido)

2 manzanas, peras o naranjas

Pase los primeros 4 ingredientes por la licuadora hasta obtener una mezcla suave. A continuación, añada los demás ingredientes y mézclelos de nuevo hasta obtener el mismo resultado. Sirva inmediatamente o refrigere por hasta 24 horas en frascos de vidrio. Agite bien antes de servir.

Batido increíble de uvas
(One Really Grape Smoothie)

2¾ tazas de agua/hielo

4 puñados grandes de la mezcla de verduras (como la que se vende en Costco)

Hojas de acelga (con tallos), añadir hasta que la mezcla llegue a la línea de 6 tazas

1 banana, congelada y en trozos

3 tazas de mezcla de bayas congeladas

2 tazas de uvas sin semillas (de cualquier tipo)

2 manzanas Gala o Braeburn (agregar hasta llenar el recipiente de la licuadora)

¼ de una taza de agave orgánico crudo

Mezcle los 3 primeros ingredientes hasta formar una mezcla suave. Añada frutas y agave, y pase esos ingredientes por la licuadora hasta obtener una mezcla suave. Sirva inmediatamente o refrigere por hasta 24 horas en frascos de vidrio. Agite bien antes de servir.

Puré de dátiles y peras (Pear Date Purée)

2¾ tazas de agua/hielo

4 tazas de acelga arco iris

Espinaca, añadir hasta que la mezcla llegue a la línea de 6 tazas

¼ de limón entero

1 pulgada de jengibre fresco, pelado

6 grandes dátiles, o ⅓ de una taza de dátiles picados (enjuagados)

3 peras grandes D'Anjou

3 tazas de mezcla de bayas congeladas

Si es posible, sumerja los dátiles en agua durante 30 minutos. Pase los primeros 6 ingredientes por la licuadora hasta obtener una mezcla suave. Agregue las peras y las bayas y mézclelos de nuevo hasta obtener el mismo resultado. Sirva de inmediato para obtener mejores resultados, o refrigere hasta por 24 horas en frascos de vidrio. Agite bien antes de servir.

Popurrí de polen y caqui
(Pollen Persimmon Potpourri)

El polen de abeja es famoso por sus cualidades afrodisíacas, así como por su capacidad para mejorar la energía y por muchos otros beneficios para la salud. La miel local cruda puede ayudar a eliminar o reducir las alergias estacionales.

2¾ tazas de agua/hielo

2 cucharadas de polen de abeja

2 cucharadas de miel cruda

½ cucharadita de canela

¼ de una cucharadita de nuez moscada

Espinaca, añadir hasta que la mezcla llegue a la línea de 6 tazas

2 tazas de caquis, picados

1 banana, congelada y en trozos

2 manzanas dulces, como las variedades Red o Golden Delicious

2 tazas de moras congeladas

Pase los primeros 6 ingredientes por la licuadora hasta obtener una mezcla suave. Agregue los ingredientes restantes y mezcle hasta formar una mezcla suave. Sirva inmediatamente o refrigere por hasta 24 horas. Agite bien antes de servir.

Poción de granada (Pomegranate Potion)

El jugo de granada ha sido un costoso "capricho" en lo que se refiere a alimentos saludables durante los últimos años, ya que tiene un alto contenido de polifenoles, taninos y antocianinas, lo que es muy inusual. El jugo tiene un nivel de antioxidantes incluso más alto que el del té verde. Algunos estudios documentaron disminuciones en la presión arterial y el colesterol para aquellos que beben el jugo todos los días durante un año. Personalmente, prefiero que coma la fruta entera antes de ingerir un jugo con una alta concentración de azúcares. Obtendrá mucha fibra gracias a las semillas de la granada, además de una concentración de nutrientes que no se encuentran en la naturaleza. Compre una granada cuando sea la época correcta. Retire la cáscara exterior roja, abra el interior y saque las semillas, que parecen rubíes, del interior. A los niños les encanta jugar a la "búsqueda del tesoro" que representa encontrar las hermosas y jugosas semillas de una granada.

2¾ tazas de agua/hielo

5 hojas grandes de col rizada

Espinaca, añadir hasta que la mezcla llegue a la línea de 6 tazas

¼ de una taza de agave orgánico crudo

4 mandarinas o 2 naranjas

1 banana, congelada y en trozos

Semillas de 1 granada grande (1 taza o más)

2–3 manzanas Granny Smith

2 tazas de la mezcla de bayas congeladas

Pase los 3 primeros ingredientes por la licuadora hasta obtener una mezcla suave. A continuación, añada los demás ingredientes y páselos de nuevo por la licuadora hasta obtener una mezcla suave. Sirva inmediatamente o refrigere por hasta 24 horas en frascos de vidrio. Agite bien antes de servir.

Estupenda mezcla de frambuesas y achicoria (Rad Raspberry Radicchio)

3 tazas de agua/hielo

2 puñados grandes de achicoria o repollo rojo/morado

Espinaca, añadir hasta que la mezcla llegue a la línea de 6 tazas

¼ de una taza de agave orgánico crudo

2 tazas de bayas congeladas de cualquier tipo

3 manzanas agridulces (rosas), variedad Fuji o Jonathan

2 bananas, congeladas y en trozos

Mezcle los 3 primeros ingredientes hasta formar una mezcla suave. Añada frutas y agave, y pase esos ingredientes por la licuadora hasta obtener una mezcla suave. Sirva de inmediato para obtener mejores resultados, o refrigere hasta por 24 horas en frascos de vidrio. Agite bien antes de servir.

Rock de hojas rojas (Red Leaf Rocks)

1 taza de hielo

1¾ tazas de agua

1 planta de lechuga de hoja roja, lavada

Col forrajera, añadir hasta que la mezcla llegue a la línea de 6 tazas

½ lima (o 1–2 limones criollos), sin pelar

1 aguacate, pelado y sin semilla

2 manzanas (verdes) variedad Granny Smith

1 banana, congelada y en trozos

4 tazas de mezcla de bayas congeladas

½ cucharadita de *stevia*

Mezcle los primeros 4 ingredientes hasta formar una mezcla suave. Añada frutas y *stevia* y mezcle hasta formar una mezcla suave. Sirva de inmediato para obtener mejores resultados, o refrigere hasta por 24 horas en frascos de vidrio. Agite bien antes de servir.

Cóctel de menta y pimiento rojo
(Red Pepper Mint Julep)

2¾ tazas de agua

1 pimiento rojo

1 tallo grande de apio

¼ de limón entero (incluida la cáscara)

1 puñado de hojas de menta fresca

Espinaca, añadir hasta que la mezcla llegue a la línea de 6 tazas

½ cucharadita de *stevia*

1 cucharada de polen de abeja

2 manzanas

2 tazas de mezcla de bayas congeladas

4 tazas de mezcla de frutas congeladas

1 banana, congelada y en trozos

Pase los primeros 6 ingredientes por la licuadora hasta obtener una mezcla suave. Agregue los ingredientes restantes y mezcle hasta formar una mezcla suave. Sirva inmediatamente o refrigere por hasta 24 horas. Agite bien antes de servir.

Batido rojo de Robyn (Red Robyn Smoothie)

2¾ tazas de agua/hielo

4 tazas de hojas de remolacha, picadas en trozos grandes

Espinaca, añadir hasta que la mezcla llegue a la línea de 6 tazas

½ cucharadita de *stevia*

1 bolsa de 12 onzas de cerezas congeladas, sin semilla

2 bananas, congeladas y en trozos

12 albaricoques, sin semillas

Mezcle los 3 primeros ingredientes hasta formar una mezcla suave. Agregue los ingredientes restantes y mezcle hasta formar una mezcla suave. Sirva inmediatamente o refrigere por hasta 24 horas en frascos de vidrio. Agite bien antes de servir.

Batido de lechuga romana (Romaine Rounder)

2¾ tazas de agua/hielo

2 tallos de apio

1 zanahoria

Lechuga romana, añadir hasta que la mezcla llegue a la línea de 6
 tazas

½ cucharadita de *stevia*

1 pera madura, variedad Bosc

8 albaricoques (preferentemente cortados a la mitad y congelados) o
 4 melocotones

2 bananas, congeladas y en trozos

2 tazas de mezcla de bayas congeladas

Mezcle los primeros 4 ingredientes hasta formar una mezcla suave. Añada frutas y *stevia*, y pase todo por la licuadora hasta obtener una mezcla suave. Sirva de inmediato para obtener mejores resultados, o refrigere hasta por 24 horas en frascos de vidrio. Agite bien antes de servir.

Sabroso batido picante y dulce (Savory Sweet-Hot Smoothie)

2¾ tazas de agua/hielo

4 rábanos con sus hojas, bien lavados

3 onzas de guisantes verdes

Espinaca, añadir hasta que la mezcla llegue a la línea de 6 tazas

¼ de una taza de dátiles picados

½ cucharadita de pimienta de cayena

2 tazas de piñas, preferentemente congeladas en trozos

3 tazas de bayas congeladas

3 bananas, congeladas y en trozos

Mezcle los primeros 4 ingredientes hasta formar una mezcla suave. Agregue los ingredientes restantes y mezcle hasta formar una mezcla suave. Sirva de inmediato para obtener los mejores resultados nutritivos (los brotes se oxidan rápidamente), o refrigere por hasta 24 horas en frascos de vidrio. Agite bien antes de servir.

Batido de girasol (Smooth Sunflowers)

2¾ tazas de agua/hielo

2 onzas de brotes verdes de girasol (cultívelos usted mismo o
    consígalos en la tienda de alimentos saludables)

Espinaca, añadir hasta que la mezcla llegue a la línea de 6 tazas

¼ de limón entero

1 manzana grande, variedad Gala o Jonathan

2 bananas, congeladas y en trozos

2 peras pequeñas

2 tazas de bayas congeladas (o más, hasta llenar completamente el
    recipiente)

Mezcle los 3 primeros ingredientes hasta formar una mezcla suave.
Agregue los ingredientes restantes y mezcle hasta formar una mezcla suave.
Sirva inmediatamente o refrigere por hasta 24 horas en frascos de vidrio. Agite
bien antes de servir.

Batido verde del Pacífico sur
(South Pacific Green Smoothie)

2¾ tazas de líquido (o agua) de coco tailandés

4–6 dátiles grandes

Sus verduras favoritas, añadir hasta que la mezcla llegue a la línea de
    6 tazas

3 tazas de piña fresca picada

1 taza de pulpa de coco tailandés

2 tazas de fruta o pulpa de guanábana (si la encuentra importada,
    caso contrario, utilizar cualquier otra fruta, como bayas oscuras, si
    no desea que su batido sea de color verde brillante)

3 bananas, congeladas y en trozos

Mezcle los 3 primeros ingredientes hasta formar una mezcla suave.
Agregue los ingredientes restantes y mezcle nuevamente hasta formar una
mezcla suave. Sirva de inmediato para obtener los mejores resultados nutritivos,
o refrigere hasta por 24 horas en frascos de vidrio. Agite bien antes de servir.

Batido explosivo de sodio y hojas de diente de león (Sodium Dandelion Blast)

No confunda al sodio, el elemento natural que es fundamental para la unión de los tejidos, con el cloruro de sodio, más conocido como sal de mesa. El primero es muy necesario en su dieta mientras que el segundo se debe evitar consumir. El apio contiene una cantidad excepcional de sodio y tiene uno de los mejores índices nutrientes/calorías, ya que ¡gasta más calorías comiendo apio que las que obtiene de él!

2¾ tazas de agua

2 tallos grandes de apio

¼ de limón entero

2 pulgadas de jengibre fresco, pelado

4 tazas de hojas de la planta diente de león

Espinacas, añadir y pasar por licuadora hasta alcanzar la línea
de 6 tazas

2 naranjas

2 bananas, congeladas y en trozos

Bayas congeladas, añadir y mezclar hasta llenar el recipiente

Pase los primeros 6 ingredientes por la licuadora hasta obtener una mezcla suave. Añada frutas y mezcle hasta que quede suave. Sirva inmediatamente o refrigere por hasta 24 horas en frascos de vidrio. Agite bien antes de servir.s

Refresco sureño de sandía, nabo o col forrajera (Southern Turnip-Collard Watermelon Cooler)

Estos son ingredientes populares en el sur, pero se pueden encontrar en otros lugares durante el verano.

1 taza de agua

4 tazas de trozos de sandía

4 hojas verdes de nabo (con tallos), picadas en trozos grandes

4 hojas grandes de col forrajera (con tallos), picadas en trozos grandes

¼ de una taza de agave orgánico crudo

2 peras (o manzanas, naranjas, etc.)

12 onzas de frambuesas congeladas

2 bananas

Mezcle todos los ingredientes juntos hasta alcanzar una consistencia muy suave. Sirva inmediatamente o refrigere por hasta 24 horas en frascos de vidrio. Agite bien antes de servir.

Batido dulce de remolacha (Sweet Beet Slam)

3 tazas de agua/hielo

1 pepino grande Inglés (no es necesario pelarlo)

1 zanahoria grande

Hojas de remolacha, añadir hasta que la mezcla llegue a la línea de 6 tazas

½ cucharadita de canela

⅓ de taza de agave

2 peras grandes, maduras (añadir hasta llenar el recipiente completamente)

3 tazas de mezcla de bayas congeladas

1 banana, congelada y en trozos

Mezcle los primeros 4 ingredientes hasta formar una mezcla suave. Agregue los ingredientes restantes y mezcle hasta formar una mezcla suave. Sirva inmediatamente o refrigere por hasta 24 horas en frascos de vidrio. Agite bien antes de servir.

Tónico de tomate (Tomato Tonic)

2 tazas de agua/hielo

1 pepino grande Inglés, lavado y picado en trozos de 2 pulgadas

1 tallo de apio, cortado en cuartos

1 zanahoria grande, cortada en cuartos

3 tomates grandes Roma, maduros

1 gran puñado de espinaca

2 dientes de ajo fresco

Pizca de sal marina

Pimienta recién molida a gusto

Tabasco o salsa picante a gusto

Pase todos los ingredientes por la licuadora hasta obtener una mezcla muy suave. Sirva inmediatamente.

Batido de ensueño de berro y aguacate (Watercress Avocado Dream)

2¾ tazas de agua/hielo

1 pulgada de jengibre fresco, pelado

¼ de una taza de agave orgánico crudo

1 manojo de berros

2 tallos de apio

1 aguacate maduro

Espinaca, añadir hasta que la mezcla llegue a la línea de 6 tazas

2 peras

2 bananas, congeladas y en trozos

Bayas congeladas, añadir hasta llenar el recipiente completamente

Mezcle los primeros 7 ingredientes en el orden y las cantidades dadas. Cuando la mezcla esté muy suave, sirva inmediatamente o refrigere por hasta 24 horas en frascos de vidrio. Agite bien antes de servir.

Apéndice

Preguntas frecuentes: Estimada GreenSmoothieGirl:

Aquí están las respuestas detalladas a las preguntas más frecuentes que recibo en GreenSmoothieGirl.com.

¿Dónde debo guardar mi batido verde para llevar al trabajo o la escuela? He leído acerca de cómo los químicos en productos sintéticos, como el plástico, se transfieren a los líquidos.

Un estudio del gobierno llevado a cabo por una organización sin fines de lucro, Environmental Working Group (EWG), en Washington, D.C., recientemente develó un hallazgo sorprendente (y desconcertante). El revestimiento de plástico que utilizan los fabricantes de latas de comida de metal tiene más bisfenol-A (BPA) que los de plástico. El BPA es una sustancia química que perturba el sistema endocrino, relacionada con el cáncer de mama y de próstata, con la diabetes y con problemas neurológicos para los bebés que queden expuestos en el útero, entre otras cosas. Las latas que presentan los más altos niveles de BPA son la sopa de pollo, la fórmula para lactantes y la pasta enlatada. La Administración de Alimentos y Medicamentos (FDA, por sus siglas en inglés) dice que el estadounidense promedio consume alrededor del 17 % de alimentos enlatados. Cuanto más tiempo permanece una lata en un estante, más material se transfiere a la comida. Y cuando un recipiente se calienta, más sustancia se libera en el alimento también.

¿Qué podemos hacer al respecto?

Creo que con el tiempo se eliminará el BPA de las latas. Pero, mientras tanto, el primer dato a tener en cuenta es que Eden Foods, un fabricante de productos orgánicos que se venden principalmente en las tiendas naturistas, tiene latas libres de BPA, si puede pagar un producto más caro.

En segundo lugar, podemos preparar más comida en casa (como sopas y frijoles) y tener alimentos en conserva solo para el almacenamiento de alimentos y emergencias. Cocine los frijoles que utiliza mucho y congélelos en raciones de dos tazas para su uso posterior. Algunos alimentos enlatados se pueden comprar en frascos de vidrio (la salsa para espaguetis, por ejemplo).

En tercer lugar, almacene sus batidos verdes en pintas de vidrio o frascos de un cuarto de galón. Siempre he hecho esto. La desventaja es que si se le cae, se rompe el vidrio. Por eso recomiendo llevarlo al trabajo en una bolsa de plástico, para proteger el interior de su bolso o maletín o conservadora de alimentos por si se derrama o se rompe en el camino. Es cierto que los frascos de vidrio no son tan prácticos como algunos envases de bebidas para tomar en el coche, que se pueden colocar en el posa-vasos. También puede obtener recipientes de acero inoxidable. Con cualquiera de estas opciones, ningún producto químico se transferirá a su comida. Tenga en cuenta que la mejor manera de hacer que su cuerpo elimine toxinas como BPA que se encuentran en fuentes que no podemos controlar es... ¡beber batidos verdes! La fibra vegetal insoluble presente en las verduras elimina varias veces su propio peso en toxinas y las elimina del cuerpo.

En cuarto lugar, usted puede buscar "Sin BPA" en Google y comprar biberones y otros artículos que no contengan sustancias sintéticas tóxicas.

Un mensaje de correo electrónico popular ha estado circulando acerca de un boletín informativo de Johns Hopkins, el que afirmaba que el cáncer de mama de Sheryl Crow fue causado por dioxinas que se filtraban en el agua embotellada que bebía. Sheryl Crow no sabe qué fue lo que causó su cáncer de mama, y ni ella ni nadie puede aislar un factor de esa manera (de entre tantos factores presentes en nuestro entorno cotidiano). Sitios de grupos de vigilancia civiles como truthorfiction.com y snopes.com se apresuraron a desmentir la historia. Esto no debe, sin embargo, tomarse como prueba de que los plásticos son perfectamente seguros.

Si bien este correo electrónico no es preciso, y las dioxinas altamente peligrosas no se traspasan del plástico al líquido, hay otros químicos peligrosos que sí lo hacen, como los ftalatos. Evite beber agua potable embotellada, ya que a menudo contiene más sustancias químicas que el agua corriente. El agua embotellada puede ser conveniente, pero conectar dos células cerebrales para llenar nuestro propio recipiente de agua no solo evita que tomemos químicos, sino que también reduce el impacto en el medioambiente. Hoy en día, más de un millón de botellas de agua potables están llenando nuestros montones de basura *a diario*. La ciudad donde vivo, de 10.000 habitantes, envía su basura a un pueblo dos horas al sur, dado que nuestros rellenos sanitarios están completos. Una de las cosas con mayor impacto y mínimo esfuerzo que podemos hacer para mejorar esa situación es abandonar el consumo de agua embotellada.

¿Por cuánto tiempo puedo conservar los batidos verdes en el refrigerador? ¿Perderán todos sus nutrientes si no los bebo de inmediato?

Los batidos verdes producen mayor efecto al consumirlos inmediatamente después de licuarlos. Los alimentos vegetales crudos se oxidan con bastante rapidez cuando las paredes celulares se descomponen con la mezcla, y luego quedan expuestos al aire.

Sin embargo, la fibra se mantiene intacta, el sabor sigue siendo bueno, y la gran mayoría de los nutrientes se conservan intactos incluso 24 horas después de pasar los ingredientes por la licuadora. De vez en cuando, bebo batidos verdes hasta 48 horas más tarde, pero si demora más que eso, el sabor no será agradable. Siempre cubra sus batidos verdes con una tapa hermética para minimizar la oxidación y evitar la absorción de otros olores/sabores presentes en el refrigerador.

En general, utilizo principalmente espinaca en mis batidos. ¿Tengo que utilizar una gran cantidad de otras verduras si a mi familia solo le gusta la espinaca y no otras?

Yo uso la espinaca en casi todos los batidos porque es abundante y barata, tiene sabor suave, y tiene una buena consistencia al mezclarla. Así, hasta los más pequeños beberán las mezclas que haga. Sin embargo, es mejor utilizar la mayor variedad posible de verduras debido a la gran variabilidad de nutrientes que necesita para cientos de funciones físicas. Incluso si la espinaca es su ingrediente principal, trate de incorporar al menos apio, col rizada, col forrajera y acelga. El apio es rico en sodio mineral, la col rizada tiene una tremenda cantidad de fibra insoluble; para que entienda el concepto. Cuando tenga cierta experiencia a la hora de preparar batidos verdes, incorpore verduras sabrosas más pequeñas como la mostaza, las hojas de la planta diente de león, las hojas de nabo, o la rúcula.

¿Puedo sufrir una sobredosis de espinaca? Algunas personas dicen que hay compuestos en las espinacas que pueden causar problemas de salud.

He estado comiendo varios puñados de espinacas prácticamente todos los días durante 15 años, sin sufrir efectos negativos en mi estado de salud. Una teoría reciente indica que algunas verduras (especialmente las espinacas) son ricas en oxalatos y deben ser evitadas porque los oxalatos pueden interferir con la absorción del calcio en el cuerpo y pueden causar cálculos renales o problemas en la vesícula biliar. Otra opinión popular es que cocinar la espinaca hace que los oxalatos sean inofensivos.

De hecho, los expertos revelan en sus estudios que la capacidad de los oxalatos de reducir la absorción de calcio es pequeña y no supera a la capacidad que esos alimentos tienen para aportar una cantidad significativa de calcio a la dieta, ya que la espinaca es rica en calcio. Ciertas enfermedades raras requieren una restricción de oxalato: hipercalciuria por absorción de tipo II, hiperoxaluria entérica e hiperoxaluria primaria. Estas *no* son las enfermedades más comunes que causan la formación de cálculos renales.

A pesar de las opiniones propagadas principalmente a través de Internet, los estudios no concluyen que los alimentos limitantes, tales como la espinaca, ayuden a prevenir cálculos en las personas que los han tenido anteriormente. Muchos investigadores creen que la restricción dietética no puede reducir el riesgo de formación de cálculos. De hecho, algunos de los alimentos que supuestamente eran los responsables de aumentar la formación de cálculos debido a su alto contenido de oxalato (como el té negro) han demostrado tener un efecto preventivo según estudios más recientes.

Además, la cocción tiene un impacto menor (10 % o menos) en el contenido de oxalato de los alimentos, sin demostrar una disminución significativa de oxalatos luego del escaldado de las verduras. Un estudio reciente sugiere que la mezcla de alimentos que contienen oxalatos, como es el caso de los batidos verdes que preparamos, neutraliza los compuestos de oxalato que se unen a los minerales. Las ventajas nutricionales, entonces, de comer verduras crudas superan con creces a cualquier beneficio que produzca cocinarlas.

Otras dos clases de compuestos nutricionales, las *purinas* y los *goitrógenos*, se encuentran en algunas verduras de hoja como la espinaca. Comer cantidades "excesivas" de espinacas o vegetales crucíferos (como el brócoli) que contienen estos compuestos puede ser un problema para las personas que sufren de gota, cálculos renales, o baja producción de la hormona tiroidea. (Irónicamente, estas son enfermedades que seguramente podrían haber sido evitadas con un consumo prolongado de verduras, vegetales y frutas). Estos compuestos químicos se encuentran también en los cacahuetes, las fresas, los productos de soja y otros alimentos. Cocinar ligeramente al vapor estos alimentos puede ayudar. Sin embargo, los textos disponibles parecen apoyar la idea de que consumir algunas porciones semanales de estos alimentos es bueno para casi todo el mundo, y no constituye una "cantidad excesiva".

¿Qué pasa con la E. Coli?

A menudo me preguntan acerca de si tengo miedo a las espinacas después de la crisis de E. Coli en el 2 006. No tengo miedo de nada en lo absoluto. Un estudio de diez años realizado por el Centro para el Control de Enfermedades (CDC, por sus siglas en inglés) demostró que el consumo de alimentos vegetales crudos es la estrategia más segura, ya que menos de una décima parte del 1 % de las enfermedades transmitidas por los alimentos son causadas por los alimentos vegetales crudos. Todas las demás son causadas por alimentos de origen animal o alimentos cocidos.

De hecho, estoy bastante segura de que mis hijos y yo comimos un poco de espinaca contaminada con E. Coli, un par de días seguidos, durante el brote en 2 006. Apenas me di cuenta. Las personas con tractos gastrointestinales sanos que obtienen una excelente nutrición a diario no son generalmente las que sucumben a los parásitos y a las bacterias intestinales. Si usted come una buena cantidad de fibra vegetal cruda, saturada de propiedades nutritivas, y se mantiene alejado de los alimentos que ponen en peligro su función inmune, probablemente se dará cuenta que, después de un posible período de limpieza inicial, pasará el invierno sin sucumbir a los virus que están presentes en todos los que lo rodean.

No se pueden eliminar todos los riesgos provocados por las enfermedades transmitidas por los alimentos. Pero, como estrategia, no se me ocurre peor idea para ese objetivo que eliminar el consumo de verduras de su dieta. Mantener el cuerpo limpio con un montón de alimentos vegetales orgánicos y crudos es simplemente la mejor estrategia que conozco para minimizar el riesgo de contagiarse de toda clase de enfermedades (enfermedades degenerativas, enfermedades transmitidas por los alimentos, y las infecciones virales y bacterianas).

¿Puedo congelar los batidos verdes?

Sí. Una lectora de GreenSmoothieGirl.com dijo que una vez congeló una cierta cantidad de batidos verdes en frascos de una pinta para realizar un viaje por carretera. Luego, los puso a todos en un refrigerador cubierto de hielo, y procedió a sacar cada uno una hora antes de cuando tenía previsto tomarlo, dos veces al día. De esta manera, ella obtuvo una excelente nutrición a lo largo de su viaje de una semana, sin tener que llevar su licuadora de alta potencia y hacer un lío en una habitación de hotel. (Eso es algo que he hecho de manera regular, aunque su idea es mejor).

Congelar el batido no conserva el 100 % de los nutrientes, pero es el mejor método de conservación, y las enzimas sobreviven la congelación. Un producto almacenado en un congelador se debe utilizar dentro de unas pocas semanas, idealmente, para sufrir la mínima pérdida de nutrientes posible, o dentro de unos pocos meses en un congelador grande.

¿No es malo combinar frutas y vegetales?

Muy pocos en el campo de la nutrición proponen teorías que estén relacionadas con la "combinación de alimentos", de que ciertos alimentos no deben ser combinados o el intestino tendrá dificultad para digerirlos. Las proteínas animales y las frutas, por ejemplo, dicen algunos, no deben ser consumidas juntas, ya que la fruta se digiere en 20–45 minutos, y la proteína lleva horas.

Algunos dicen que los vegetales con almidón y las frutas no deben ir de la mano, tampoco. No puedo encontrar ninguna prueba fehaciente que demuestre que cause problemas, pero si usted personalmente encuentra que esta combinación de alimentos le provoca problemas (mezclar patatas con frutas, por ejemplo), entonces no utilice zanahorias en sus batidos verdes. Si hubiera una combinación de alimentos válida que hubiera que evitar, creo que sería la mezcla de carne animal y fruta.

Sin embargo, las verduras de hoja pertenecen a su propia clase. No son vegetales, son verduras de hoja. Cualquiera podrá afirmar, basándose en sus estándares, que son excelentes alimentos para combinar con frutas.

Considere a la teoría de "combinación de alimentos" con precaución, porque varios expertos consideran que preocuparse por las combinaciones de alimentos es inútil y que su cuerpo tiene la capacidad de manejar las diversas combinaciones. Soy escéptica en cuanto a todo lo que hace que nuestra capacidad de alimentarnos se convierta en "ciencia espacial" o sea una fuente de preocupación y estrés. ¿Está comiendo únicamente alimentos naturales y evita consumir carne, productos lácteos y alimentos procesados? Si no es así, esa es una preocupación más acuciante que preocuparse por si comió zanahorias y melocotones juntos en la misma comida.

¿Cuánto debe beber un adulto, y cuánto un niño?

Recomiendo que un adulto se proponga beber un cuarto de galón a diario. Un objetivo ambicioso para un niño es que beba una pinta por día. Eso equivale a 15 porciones de verduras y frutas para usted y 7,5 porciones adultas para su hijo, según la FDA.

Si al principio una pinta diaria es demasiado para su hijo, comience con menos y vaya aumentando de a poco hasta alcanzar la meta deseada. Es posible alcanzar la pinta diaria si se bebe la mitad en el almuerzo y la otra mitad con su merienda. Mis hijos saben que su batido verde es la primera cosa que beben, y que se les permite ingerir cualquier otra cosa solo cuando se lo han terminado. Consulte la sección "Consejos para ayudar a que los niños consuman alimentos naturales" (página 68) de este libro.

A veces, cuando siento la necesidad de desintoxicarme o quiero perder un par de libras, como un desayuno normal, y luego bebo un cuarto de galón de batido verde en el almuerzo y otro cuarto en la cena. Al ser una madre soltera ahora, aprovecho los períodos en que mis hijos están en casa de su padre para evitar la preparación de alimentos, con excepción de los batidos verdes en la licuadora, y prácticamente vivo a base de licuados. Hacer esto (beber medio galón por día) acelerará la limpieza en el cuerpo; podría causar diarrea y abrumar temporalmente algunos de sus órganos de eliminación si no ha realizado alguna dieta basada en alimentos vegetales naturales mayormente por cierto período de tiempo.

Desde hace aproximadamente un año, una mujer que pesaba más de 500 libras emprendió un "experimento con batidos verdes" y documentó en su *blog* sus cinco meses de dieta compuesta exclusivamente por batidos verdes. Ella perdió más de 100 libras durante ese período y documentó muchos cambios positivos para la salud. También sufrió algunos síntomas de desintoxicación desafiantes al principio, por supuesto. Todavía puede encontrar su *blog* buscando "Green Smoothie experiment" (experimentos con batidos verdes) en Google.

¿Tengo que mezclar las verduras de hoja primero, y luego las frutas?

No. Únicamente lo hago de esa manera para asegurarme de que no haya trozos grandes de verduras (lo que no les gusta a mis hijos), y para obtener un montón de líquido antes de agregar las frutas congeladas, para hacer que el proceso de mezcla sea lo más fácil posible.

¿Cómo puede ser que comer enzimas y alimentos crudos sea tan importante si el ácido del estómago de todas formas matará a cualquier enzima presente en la comida?

Buena pregunta. Algunas personas piensan que el bajo pH del estómago hace que dejen de trabajar las enzimas de la saliva y de cualquier otro alimento o suplemento. Varios experimentos documentados por el Dr. Edward Howell demuestran que esto no es así. Algunas enzimas trabajan activamente en dos rangos de pH diferentes. Otro estudio muestra que las enzimas salivales y suplementarias se reactivan en las condiciones alcalinas del duodeno y pasan al intestino después de pasar por el estómago. El ácido clorhídrico del estómago no es tan fuerte como se pensaba, ni tampoco cuando se utiliza en experimentos *in vitro* (fuera del cuerpo). Un estudio publicado en el *Journal of Nutrition* de la Universidad Northwestern demostró que un 51 % de la amilasa presente en la cebada malteada estaba intacta cuando pasaba al intestino.

Las enzimas fabricadas por el páncreas de una persona o animal son sensibles al pH ya que no se adaptan a cualquier cosa que se encuentre fuera de los límites restrictivos del cuerpo. Pero las enzimas en suplementos dietéticos están derivadas de microbios y son muy adaptables, ya que el hongo crece en una variedad de lugares y condiciones. Estas enzimas sobreviven a la acidez del estómago inferior. Estas fuentes de origen vegetal son los suplementos de enzimas digestivas que prefiero.

Como con tantas otras cosas en el cuerpo humano, hemos sido provistos del ambiente ideal para digerir los alimentos. Los problemas ocurren cuando alteramos nuestros alimentos en vez de darle a nuestro cuerpo el tipo de nutrición para el que fue diseñado, con el objetivo de digerir los alimentos fácilmente, esos alimentos que la gente consumió durante miles de años.

El Dr. Howell dice que nacemos con una capacidad finita de producir enzimas endógenas, y al alcanzar la mitad de nuestra vida, la mayor parte de esa capacidad se ha ido. (Y él dijo esto hace 25 años, antes que empeorara la alimentación moderna. Algunos expertos hacen aún más calamitosas las proyecciones y afirman que los occidentales consumen su capacidad de producir enzimas a los 35 años). La solución, por supuesto, es comer la mayor cantidad de alimentos crudos como sea posible, y también la menor cantidad posible de alimentos cocidos o procesados.

A veces siento náuseas cuando bebo batidos verdes. ¿Qué puedo hacer?

Aunque las personas que beben batidos verdes y experimentan esto son una minoría, no es del todo anormal, especialmente si usted bebe todo su cuarto de galón de una sola vez. Esto no debe ser tomado como una señal de que su cuerpo no utiliza bien la nutrición en sus bebidas, sino que más bien es necesario comer algún otro alimento sólido junto con su batido. Algunos de mis lectores me informan que si comen algunos hidratos de carbono complejos o grasas buenas, no experimentan este síntoma. Considere la posibilidad de ingerir un puñado de almendras crudas, un poco de arroz marrón preparado de la manera que le guste, un aguacate (o guacamole casero con chips de tortilla de trigo germinado), o un pedazo de tostada integral como acompañamiento. (Mi amigo Richard aplasta un aguacate, lo esparce en pan de baya y trigo, lo cubre con miel, y lo llama la mejor botana del mundo).

Si está tratando de beber un cuarto de galón diario, considere beber una pinta dos veces al día, en cambio, junto a otros alimentos. Su cuerpo va a ser capaz de utilizar la nutrición mejor si lo hace en dos turnos.

Considere también añadir un trozo de jengibre fresco a sus batidos; es un excelente remedio contra las náuseas y un alimento energético para una variedad de otras razones también.

Esta es una especie de pregunta personal (y un poco incómoda), pero realmente necesito hacerla. ¿Son normales las heces de color verde cuando se beben batidos verdes? ¿Es una buena o mala señal?

Este es un tema importante y complejo, que involucra un tracto de 100 pies de largo, además de varios órganos en su cuerpo de los que la mayoría de nosotros sabemos muy poco. Las personas en el mundo occidental son sorprendentemente ignorante en cuanto a este tema debido al tabú social involucrado al hablar de ello. Por lo tanto, es bueno que aprenda acerca del tema aquí, en la seguridad de este libro, donde nadie sabrá que usted está aprendiendo sobre las heces.

¡Las deposiciones verdes son completamente normales (es la fibra de la planta presente en todos las verduras de hoja que está comiendo)! Eche un vistazo a las deposiciones de caballo que se ven a lo largo de la carretera, si vive en un área donde se pueden ver caballos. Es indicativo de lo que comen (alfalfa, alimentos de origen vegetal). Puede leer acerca de los pueblos indígenas que no tienen inodoros y, por lo tanto, se ponen "en cuclillas" afuera. Estas personas no se preocupan por la eliminación de desechos humanos como nosotros, porque no es algo tóxico y repugnante, como sí lo sería aquí en los EE. UU. El excremento de los indígenas que comen alimentos de origen vegetal, en su mayoría crudos, se parece al del caballo: con mucha, mucha fibra, de color verdoso, sin olor. Las heces marrones son simplemente un resultado de la presencia de pigmentos biliares procedentes del hígado, los que también son normales.

Lo que debe preocuparnos son los excrementos oscuros, duros, malolientes, putrefactos; eso es lo que la mayor parte de Estados Unidos está experimentando. (Y eso, creo, es lo que nos avergüenza tanto del tema de la eliminación, ¡las heces de las personas que comen la dieta típica estadounidense son, de hecho, asquerosas!). Eso es lo que se obtiene del consumo de carne: heces putrefactas que toman días (o, si se trata carne de cerdo, incluso semanas) en digerir. La acumulación de material en descomposición en el tracto digestivo, eufemísticamente conocido como estreñimiento, es la mayor amenaza para nuestra salud, la "plaga moderna", según el Dr. Bernard Jensen.

Ayudé a dirigir una cooperativa que ofrecía el servicio de niñera durante diez años mientras que mis hijos eran pequeños, y yo siempre me horrorizaba al cambiar los pañales de otros bebés, el olor era asombroso. Estaba en una fiesta donde todo el mundo miraba y se reía de cómo un niño pequeño se esforzaba, su cara roja como una remolacha, tratando de tener una evacuación intestinal en el pañal. Este niño fue alimentado con una dieta constante de perros calientes y papas fritas, alimentos de fibra cero. Nunca vi ni una vez a cualquiera de mis cuatro hijos haciendo eso. Muchos padres han llegado a considerar que ese fenómeno es normal, pero no lo es: forzarse durante una evacuación intestinal es estreñimiento, así de simple.

Las personas sufren de dolorosas hemorroides (venas abultadas e inflamadas estallan hacia fuera del ano en vez de permanecer en el interior, como deberían) cuando sus cólones están sobrecargados con alimentos bajos en fibra y tienen que ejercer mucha fuerza para eliminar sus desechos. Ese es solo uno de los muchos efectos secundarios de una dieta baja en fibra.

La diverticulitis es una enfermedad muy peligrosa causada por el estreñimiento crónico; los ciegos del colon se abultan, se pierde sensibilidad y tono muscular, y se convierten en caldo de cultivo para bacterias que con el tiempo pudren el colon. La carne es el principal culpable, siendo el estreñimiento una queja común en cualquier evaluación honesta de la dieta de Atkins, dado que cualquier persona que siga esa dieta tiene un consumo excesivo de proteínas animales.

Pero el Dr. Bernard Jensen y sus investigadores, que realizaron un seguimiento de la salud del colon en 10 000 personas durante décadas de ejercicio médico, señalaron constantemente que los que sufren de los peores problemas de colon comían mucho pan blanco, que actúa como un lío pegajoso, ralentizando y engomando el sistema digestivo. El doctor dijo que será mejor que cualquiera que coma harina refinada consuma al mismo tiempo mucha fibra vegetal (y recomienda el consumo de mijo, centeno, harina de maíz y arroz entero en su lugar).

Las personas que comen gran cantidad de alimentos de origen vegetal tienen heces blandas pero formadas. Las personas que han consumido una dieta casi exclusivamente a base de vegetales por un largo tiempo, y han pasado por todo el proceso de "desintoxicación", de modo que ahora están más limpias, tienen (suena trillado en el mejor de los casos y ridículo en el peor, pero es un secreto bien guardado) deposiciones que no apestan.

¡Desde que empecé a consumir batidos verdes, tengo flatulencia! ¡Ayuda!

Un intestino sano produce flatulencia como mínimo, que no es maloliente ni causa presión, hinchazón ni dolor. El gas es, como el Dr. Bernard Jensen describió, "fermentaciones de putrefacción" de proteínas no digeridas. En otras palabras, las proteínas se asientan en el intestino y se convierten en anfitriones para las bacterias indeseables.

El problema es que al consumir una dieta con alto contenido de fibra de GreenSmoothieGirl, ¡hace que algunas personas que no tenían gas antes, ahora sí lo tengan! Si antes bebían Coca-Cola y comían rosquillas, no tenían flatulencia, pero cuando comienzan a consumir batidos verdes para comenzar su progresión hacia una dieta de alimentos naturales, se sienten con gases y miserables. Puede ser que incluso quieran dejar la dieta y volver a hacerla cuando se sientan "mejor".

El Dr. Jensen comparó esto a cuando usted barre un sótano sucio: a medida que se limpia, una gran cantidad de polvo es impulsado por los aires. Su investigación indica, sin embargo, que, aún después de experimentar problemas de gas, las personas manifestaron tener heces más suaves y mayor facilidad para pasar el gas. La condición disminuye gradualmente, decía, hasta volverse mínima después de unos tres meses. (Mis propias observaciones al trabajar con las personas demuestran que la mayoría ve que este síntoma desaparece en semanas en lugar de meses). Sea paciente y no deje los buenos hábitos cuando busque alivio de los gases intestinales y la distensión abdominal.

A medida que atraviese ese período inicial, le ayudará beber 1 onza de agua por cada 2 libras de peso corporal.

Testimonios sobre los batidos verdes

Siguiendo la recomendación de Robyn, que yo no podía creer al principio pero que con el tiempo decidí probar, he perdido peso sin proponérmelo, y desapareció el dolor en mis rodillas y hombros. Mi perfil lipídico en sangre ha mejorado. Mi nivel de colesterol ha pasado de 201 a 157. Sí, he dicho 157. Mi médico me hizo ir a un laboratorio diferente para confirmar los resultados de la evaluación.

Mi cutis y el tono de la piel también han mejorado. También tenía un problema de piel seca; para eso, utilicé el aceite de coco tal como lo recomienda Robyn, y la erupción en mis tobillos y barbilla se aclaró completamente. Fui al médico y obtuve dos medicamentos diferentes, pero lo único que me dio resultado y aclaró la erupción fue el aceite de coco. Gracias.

—*Sandra T.; California*

Tengo la enfermedad de Cacchi-Ricci, lo que me genera cálculos renales. Visito a mi urólogo cada seis meses. Comencé a beber batidos verdes hace aproximadamente 5 semanas, y consumo 2 al día casi todos los días. Perdí 6 libras en 3 semanas y no he recuperado el peso. Hace unos 10 días tuve un examen de ultrasonido de mis riñones y hace 5 días me hice el análisis de sangre habitual. Hace poco me di cuenta que mi cara (siempre recibí halagos por mi apariencia juvenil) está resplandeciente, y mi marido obviamente pensaba así porque extendió la mano para acariciar mi mejilla con el dorso de la mano. Le pregunté si tenía comida en mi cara y me dijo que no. Entonces él me acarició la mejilla de nuevo.

Volviendo a la revisión con mi urólogo, él estaba muy contento, y me dijo: "Usted siempre tiene muchos cálculos en ambos riñones, por lo general, el izquierdo tiene más que el derecho, pero ambos tienen múltiples piedras. Su examen *no* muestra cálculos en el riñón izquierdo, y un cálculo del tamaño de la punta de un alfiler en el riñón derecho". ¡Tuvo que mover el controlador para encontrarlo! Me dijo: "Has perdido peso. ¡Te ves muy bien! Sea lo que sea que estés haciendo, ¡sigue así! No necesito verte por un año".

Y la mejor parte es que en el pasado, él me pidió que me mantenga alejada de alimentos con "alto" contenido de oxalato como la col rizada y las espinacas, ya que mis cálculos renales son piedras compuestas por oxalato de calcio. Pero, ¿cuáles son las verduras que puse en mis batidos? Col rizada, espinaca y remolacha. La salud de mis riñones es la mejor *en años*.

¡Hurra por los batidos verdes!

—*Cindy*

Alcancé mi peso ideal (nunca he estado cerca de tener sobrepeso). Corro o levanto pesas seis días a la semana, y como una dieta saludable. Imaginen mi sorpresa cuando fui a una clínica y me dijeron que yo tenía síntomas de diabetes, que era solo una cuestión de tiempo antes de que tuviera la enfermedad. Me eché a reír cuando la enfermera me dijo que su recomendación era no consumir más azúcar, dado que mi consumo ya era prácticamente nulo. Robyn me enseñó acerca de los batidos verdes, y comencé a prepararlos diariamente para mi familia, además de contarles a otras personas sobre este hábito. Acabo de ir de nuevo a la clínica después de varios meses de haber adoptado mi hábito de batidos verdes, y me dijeron que todos los síntomas de la diabetes se habían ido. ¡Lo único que agregué a mi dieta fueron los batidos verdes!

—*Laura B.; Utah*

Los batidos verdes me salvaron de tener que afrontar otra dieta, de considerar la hipnosis para bajar de peso, de odiar la forma en que veía, y todo lo demás que viene junto con el exceso de peso. Los batidos verdes son mi respuesta a mantenerse alejado del médico. Ya no tengo antojos y me siento satisfecha durante horas después de beber mis grandiosos batidos. Mi marido los ama también, y ha perdido 40 libras. A los niños les encantan los batidos verdes. Agradezco toda la información que Robyn ha compartido. ¡Muchas gracias, Robyn!

—*A. Fambrough*

El poder de influencia de los compañeros es impresionante. Yo ya bebía batidos verdes regularmente desde hacía varios meses, pero aún tenía que convencer a mis hijos de participar. Un día, estaba mirando la página www.GreenSmoothieGirl.com y mis hijos, de entre 4 y 12 años, espiaban por encima de mi hombro. Vieron una foto de Emma, que mientras sostenía su batido verde se podían observar sus músculos, y mi hija dijo: "Wow, ¡qué musculosa!".

Ese día, ¡todos ellos bebieron por primera vez un pequeño vaso de batido verde! Creo que los niños realmente los beberían.

—*Leslie S.; Utah*

Robyn me habló de los batidos verdes por primera vez hace aproximadamente un año y medio. Dudé en prepararlos al principio, pero una vez que me di cuenta de lo que las recetas hacen por mí, ¡me enamoré! Preparo un gran batido verde cada mañana para el desayuno, y ya no tengo el déficit de energía a media mañana que solía tener. Como estudiante universitaria ocupada, se ha convertido en la comida rápida perfecta: ¿de qué otra manera podría incorporar esos increíbles vegetales a mi dieta antes del mediodía? Los batidos me resultan refrescantes y sorprendentemente abundantes (especialmente si añado un aguacate), y si una mañana elijo comer otra cosa en el desayuno, ¡siempre termino preparando un batido verde al final del día porque los echo de menos! Tanto a mi madre como a mi hermana les encantan también, y preparan uno cada mañana en el desayuno.

—*Laura T.; California*

¿Es posible ser adicto a los batidos verdes? Desde que me incursioné en el hábito de las bebidas naturales gracias a usted, hace ya varios años, siempre me han quedado dudas al respecto. Decidí hacer batidos verdes cada mañana, todos los días. ¡No existe desayuno más rápido y nutritivo! He compartido el hábito de los batidos verdes con mis amigos en la oficina, he incluso he preparado un batido extra para uno de mis compañeros de trabajo, ¡que ahora dice que no puede esperar a los lunes para poder tomar un batido durante el desayuno! ¡Me encanta la manera en la que me siento desde que incorporé el hábito de los batidos verdes en mi dieta! Tengo energía para toda la mañana. Ya casi no se me antoja comer azúcar. Definitivamente puedo decir que los batidos verdes han hecho una gran diferencia. ¡Me siento saludable!

La semana pasada le preparé un batido verde a un sobrino que nunca jamás había comido un vegetal en su vida. Jamás. Mi hermana no creía que él realmente lo probaría, y mucho menos que le gustaría. No solo le gustó, sino que quiso más. Mi hermana estaba impresionada, y feliz de saber que había una manera de conseguir que su pequeño incorporara muchos más nutrientes a su dieta. ¡A mi hermana también le encantó!

Gracias, Robyn, ¡por presentarnos el paraíso de las bebidas verdes de manera lenta, pero segura! Si me salteo un día de batidos verdes, los echo de menos, e incluso sufro *antojos*. Me he convertido en una verdadera adicta.

—*Sheri H.; Utah*

Nuestra familia ha estado bebiendo batidos verdes durante los últimos 3 meses, y siento que ha mejorado nuestra salud en general. Ha eliminado completamente la culpa en relación con la dieta de mis hijos. Ya no tengo que preocuparme de que hayan consumido suficientes frutas y vegetales. Les doy bocadillos saludables para comer, pero en los días de apuro y agitados, ya no me preocupa saber si han comido una fruta o vegetal, ¡porque ya los consumieron en su batido verde! Tengo hijos de 5 y 3 años de edad, y me preocupaba saber si beberían los batidos. A mi hijo de 5 años le encanta y muchos días pide otro batido, por otro lado, a mi hijo de 3 años de edad de vez en cuando hay que recordarle que beba su batido. Pero fue mucho más fácil hacer que se acostumbren a tomarlos de lo que pensé: añado unas cuantas fresas congeladas a nuestros batidos y realmente les gusta.

Mi marido acaba de someterse a un trasplante de médula ósea y somos muy conscientes de que una buena nutrición es un elemento clave para su recuperación. Uno de los beneficios que he experimentado es sentir que este hábito me ha ayudado a mantener mi suministro de leche para mi recién nacido. He tenido problemas de suministro de leche en el pasado y ahora puedo amamantar a mi tercer bebé por más tiempo de lo que era capaz de hacerlo con mis otros dos hijos. Siento que los batidos verdes han jugado un papel importante en mi capacidad de hacer esto. ¡Los batidos verdes son una gran manera de asegurarse de que su familia reciba todos los nutrientes de las frutas y verduras que necesitan para estar lo más saludable posible!

—*Quinn S.; Carolina del Norte*

La idea de preparar batidos verdes ha funcionado bien para mí, mientras que preparar jugos no me ha servido. Cualquiera que haya tomado jugo conoce la cantidad de tiempo que consume el hecho de extraer el jugo y limpiar después, así como el volumen de vegetales que se necesita para hacer solo 2 o 3 bebidas de ocho onzas de jugo por día. Cuando leí acerca de los batidos verdes, la idea me pareció inmediatamente atractiva. Compré una licuadora Blendtec de inmediato. En solo 14 meses de uso, ¡el contador en mi máquina ya supera los 1.600!

Durante 5 de cada 7 días preparo batidos para mí y mi marido, quien toma uno siempre que haya en el refrigerador. Uno de los beneficios de los batidos verdes es que están ayudando a mejorar mi nivel de alcalinidad.

—*Linda C.*

Cuando Robyn me enseño el hábito de los batidos verdes, me intrigaba la idea de beber verduras. Yo como muchas frutas y vegetales en mi dieta, pero estaba buscando una manera fácil de duplicar mi fibra. Me encantan los batidos verdes. No solo me tomo un vaso o dos, sino tres o cuatro, e incluso las sobras de lo que dejan mis hijos. Me siento mejor. Me siento más delgada. Pero, basándome en todas las escalas de medición, la balanza, la cinta, realmente estoy más delgada.

La combinación de batidos verdes y mucha agua ha facilitado mi pérdida de peso. Me siento mejor conmigo misma, tengo una visión más positiva de la vida, y simplemente tengo más energía para cumplir con las demandas y los desafíos de mis días atareados.

—*Jill W.; Utah*

Mi familia (incluido mi exigente hijo de 2 años) realmente disfruta de los batidos verdes. Nos gusta el hecho de que estamos dando un paso significativo para alcanzar una mejor salud, y hemos tenido muchas menos enfermedades desde que los incorporamos a nuestra dieta. También los hemos preparado para visitar amigos y familiares, y todos están gratamente sorprendidos de lo bien que saben.

—*Kari W.; Utah*

Tengo 44 años de edad. Siempre he tenido ciclos menstruales muy regulares. Hace aproximadamente un año, antes de beber los batidos verdes, mis ciclos menstruales se habían vuelto muy irregulares. Después de dos meses de haber incorporado el hábito de beber batidos verdes, regresé a un ciclo muy regular de 20 a 30 días y mis períodos son como eran cuando tenía 20 y 30 años. He estado bebiendo mi cuarto de galón de batido verde al día durante seis meses y mis ciclos son consistentemente regulares.

—*Kathy M.*

¡Me encantan los batidos verdes! Los bebo cada mañana, ¡y me sorprendió lo bien que me hacen sentir! He perdido peso, tengo mucha energía, me siento más saludable que nunca, y siento como si mi sistema inmune estuviera aún más fuerte de lo que era.

Beber batidos verdes también influyó en todas mis decisiones alimentarias y culinarias, y me permitió perder peso de manera segura. Cuando viajamos, ¡siempre llevo mi licuadora conmigo para poder tener batidos verdes en cualquier lugar que vaya!

Mi hija de 20 meses también los ama. Estoy segura de que los batidos verdes son la mejor manera de conseguir que los bebés y niños pequeños incorporen las verduras en sus dietas. ¡Ella se emociona tanto cuando saco la licuadora, y siempre quiere más! Gracias, batidos verdes, ¡y gracias a mi amiga, Tara, por presentármelos!

—*Kathryn Rose*

Bebo un cuarto de galón de batido verde a base de vegetales todos los días. Tengo más energía, duermo mejor, me despierto lista para comenzar el día y, por lo general, me siento mucho mejor. Creo que esto se debe a la dieta de batidos y alimentos naturales, en general crudos. He eliminado todos los alimentos procesados, el azúcar y la cafeína, ¡y me siento muy bien! Gracias por su página web; ¡es muy informativa e inspiradora!

—*Carol J.*

Después de unas semanas de beber batidos verdes con una licuadora endeble, nos entusiasmamos, por eso hicimos nuestra mejor inversión nutricional hasta la fecha: la Blendtec. Nuestros batidos verdes se han vuelto más saludables y, entre dos adultos y dos infantes, comemos 3 o 4 manojos de verduras y 1 libra de espinaca a la semana.

A veces miro las distintas plantas verdes y me pregunto: "¿A qué sabrá eso?". Al principio, dudaba, pero mis hijos, que en ese momento apenas tenían dos y tres años, también disfrutaban de los batidos verdes. ¡Los adoptaron antes que mi marido!

El verano es la estación más agradable para tomarlos, debido al clima más cálido. Sin embargo, consumimos los batidos verdes a lo largo de todas las estaciones. No tengo que obligar a mis niños; más bien, ellos los piden y están especialmente contentos de poder ayudar a poner todos los ingredientes en la licuadora.

Los batidos verdes me han ayudado a controlar mis antojos de azúcar, eliminaron el síndrome de intestino irritable, y aumentaron mi energía. Mis hijos tienen deposiciones regulares que no tienen el hedor que tenían antes de los batidos verdes.

Es mejor que los niños comiencen a consumir los batidos verdes desde pequeños, ya que hará que desarrollen un paladar que favorezca alimentos *reales* y nutritivos.

—*Laura M. y su familia*

¡Desearía haber comenzado a beber batidos verdes antes! ¡No puedo creer la cantidad de energía que obtengo únicamente con este simple cambio en mi dieta! Mis problemas digestivos desaparecieron en una semana y mi piel se ve increíble. Me siento muy saludable y no tengo palabras para describir la energía que tengo.

—*Anónimo*

Me encantan los batidos verdes. Satisfacen mi hambre. Doy clases; por lo tanto, estoy siempre en un lugar rodeado de gérmenes y virus. Desde que comencé a consumir batidos verdes, hace unos seis meses, no he sufrido de enfermedades. Realmente creo que eso se debe a los fitonutrientes de los batidos que consumo en mi desayuno y almuerzo, que me han mantenido saludable.

—*Chris B.*

¡Estoy muy enamorada de los batidos verdes! Soy una madre de 31 años de edad y tengo cuatro hijos. Me gusta mucho hacer ejercicio físico y levantar pesas para fortalecer los músculos de mi cuerpo. Empecé a consumir batidos verdes justo después de que mi amiga del sector de urbanismo me recomendara entrar al sitio GreenSmoothieGirl.com para tratar mis dolores de cabeza crónicos y la constante tensión muscular en el cuello. Poco después de empezar a beber batidos verdes en forma diaria, ¡el dolor de cabeza y la tensión muscular desapareció! No he tenido esos problemas desde entonces.

Bebo batidos verdes en el desayuno junto con un batido de proteínas cada mañana, y también los tomo como botanas durante el día. Preparo una jarra llena de batido verde cada 2–3 días y la guardo en mi refrigerador. ¡Es un hábito fácil, rápido y muy saludable! ¡Me lleva por el camino correcto para alcanzar mi meta y conseguir el peso ideal! ¡He convencido a muchos amigos y familiares de adoptar el hábito de los batidos verdes! ¡Se lo recomiendo a todos los que conozco! Cuando alguien me pregunta qué es lo que hago para verme tan bien, ¡yo simplemente le doy mi receta personal de batido verde y algunos consejos para tener un buen estado físico!

¡Me gustaría dar las gracias a Robyn por esta *impresionante* idea y por dar los pasos necesarios para publicar la información en su sitio web y ayudar a aquellos que necesitan desesperadamente adoptar un estilo de vida saludable!

—*LaDawn Doxey; Syracuse, Utah*

Me siento mejor. He disminuido el consumo de azúcar en mi dieta gracias a los batidos. Amo el incremento de vegetales. Odio el sabor de la hierba de trigo. En su lugar, prefiero esta forma para obtener clorofila.

—*Anónimo*

Me gustaría que todo el mundo se interesara. Hay muchos beneficios. Usted experimentará un aumento de energía. Necesitará dormir menos y sus antojos de dulces se reducirán hasta ser nulos. Perderá peso, su presión arterial bajará. Se sentirá de 21 años de nuevo.

De hecho, espero con ansias el primer batido de la mañana. Es fácil, y si le da una oportunidad, le va a encantar también. Para el primer batido que preparé usé la mitad de una banana y estaba realmente sabroso, pero yo no quería beberlo a diario. Por lo tanto, no preparé ningún batido durante un mes. Decidí volver a probar, esta vez con la mitad de una manzana para 32 onzas. ¡Eso me encantó!

Los batidos verdes tienen un sabor muy fresco. Preparo 64 onzas en la mañana. Consumo 32 onzas en la mañana y guardo las otras

32 para el mediodía. Puede llevarlo al trabajo. Es tan fácil de llevar que preparo uno fresco cada mañana.

La página web GreenSmoothieGirl tiene mucha información con todos los datos necesarios para preparar batidos verdes. Varío las verduras (dato muy importante), pero mi base es de manzana, apio y perejil (todo orgánico, por supuesto). Luego, durante varios días, uso dos de las siguientes opciones: cualquiera de los tipos de col rizada, acelga suiza, hojas de mostaza, hojas de col forrajera, hojas de la planta diente de león, rúcula, o cualquier otra cosa que se vea fresca.

Ponga las verduras de hoja suave y lavada en la parte inferior de la licuadora y las verduras duras lavadas en la parte superior. Añadir el agua filtrada, y empezar a mezclar. Si queda demasiado espeso, agregue más agua y mezcle de nuevo. Pruebo un sorbo (ya que una buena parte de la digestión se produce en la boca). Y tengo la oportunidad de disfrutar esto cada mañana.

Ahora, esto es lo que hago para mantener las verduras extremadamente frescas. Pongo cada tipo de verdura sin lavar en un frasco de un cuarto de galón lleno de agua. Lo cierro con una de esas bolsas verdes y tuerzo la bolsa en la parte inferior con mis dedos, para que quede ajustada alrededor del frasco. Las verduras se conservan muy bien, y realmente nunca desperdicio nada. Mantener a las cebollas verdes con este método es maravilloso, a las verduras les encanta. Les deseo lo mejor a todos los que desean tener una buena salud y están dispuestos a darle a los batidos verdes una oportunidad justa.

—*Lorraine L.; Naples, Florida*

¿Qué podemos decir? ¡Mi marido, nuestro bebé de 15 meses de edad, y yo estamos muy entusiasmados! Ya no existe el cansancio de las 3. Tenemos mucha más energía. A nuestra hija le encantan los batidos. Incluso tiene un baile del batido que hace cuando quiere un poco. Le gustan tanto los batidos verdes que ya no me preocupa saber si ella está recibiendo la nutrición adecuada. Simplemente sé que es así. Con la adición de linaza o chía, también sé que está recibiendo las grasas buenas que necesita para el desarrollo cerebral. Estoy muy contenta de haberme topado con su sitio, Robyn. Esto ha cambiado nuestras vidas.

—*Shelly N.*

¡Esta es la "comida rápida" saludable! ¡Mi salud ha cambiado para mejor! ¡Ahora tengo el deseo de hacer cosas y de vivir! ¡Gracias a los batidos verdes!

—*Dallas J.*

He probado los batidos verdes después de haber tomado jugos durante varios años. Preparar jugos era caro y exigía mucho tiempo y trabajo para separar el jugo de la fibra y luego limpiar el exprimidor. Los alimentos crudos mezclados tienen mucho sentido y no necesité que me convencieran.

Cuando comencé a beber batidos verdes pesaba 285 libras. Un año más tarde, peso 240 libras. Los entrenamientos diarios han contribuido tanto a mi pérdida de peso como cualquier otro factor. Sin embargo, los beneficios de los batidos verdes son los siguientes:

1. Beber el batido verde cambió mis hábitos de deposiciones, que ahora son frecuentes (2–3 veces al día) y regulares.

2. El batido verde es mi comida previa al entrenamiento, lo primero que ingiero en la mañana. Me ha sorprendido la energía que me da a lo largo de mi entrenamiento.

3. El batido verde me llena sin hacerme sentir pesado. Satisface mi hambre y los antojos hasta las primeras horas de la tarde. Ha frenado el apetito en general, lo que disminuye las calorías totales que consumo en un día.

4. Me parece que el batido verde ayuda a mi digestión, especialmente con los alimentos que no se digieren bien. Yo como

mucha carne magra y siento que la comida orgánica cruda en mis entrañas facilita la digestión y la eliminación de la carne.

5. Comenzar el día con bebidas naturales y con un entrenamiento físico me proporciona el impulso, la nutrición y la motivación para seguir una dieta magra estricta durante el resto del día.

El batido verde ha cumplido con las expectativas que tenía. Varios de los beneficios que nombré me tomaron totalmente por sorpresa. He estado bebiendo batidos verdes cada mañana durante el año pasado. Me han ayudado bastante. Ahora que he perdido el peso que necesitaba, he aumentado considerablemente mi fuerza y energía. Mis nuevas metas ya no se relacionan con perder más peso, sino con aumentar mi masa muscular en general. Mi idea es comenzar a beber batidos verdes dos veces al día, en lugar de solo una vez en la mañana.

—*Gregg L.*

Comencé a beber batidos verdes y a agregar un 80–95 % de alimentos crudos para ayudar a mejorar mis migrañas. He perdido 51 libras en seis meses y me siento muy bien. Tengo 47 años, y doy clases en una escuela secundaria alternativa. El trabajo con jóvenes en situación de riesgo puede ser muy estresante. He visto mejorar mucho mi estado de ánimo y mi actitud para mejorar desde que empecé a añadir los batidos verdes a mi desayuno.

Mi favorito es uno que consiste en 2 bananas, 1 manzana grande, 2 hojas de col rizada, 6–8 hojas de la planta diente de león, 2 puñados grandes de espinaca fresca, jugo de hierba de trigo, 2 tazas de agua y 1 taza de hielo. Lo mezclo, y obtengo un desayuno y una merienda. Esto es genial, nunca voy a volver a comer de la manera en la que solía hacerlo con las comidas rápidas y procesadas.

—*Carol N.*

Tengo endometriosis y quistes ováricos, y he sufrido de calambres, menstruación abundante, y dolor de espalda baja durante más de 20 años. Me he sometido a numerosas cirugías para ayudar a corregir y aliviar el problema, sin éxito. Finalmente, llegué al punto en el que mis médicos determinaron que la histerectomía sería mi próxima cirugía. Acabo de pasar la barrera de los treinta años, y no estaba preparada para eso, así que pasé mucho tiempo investigando opciones nutricionales. Así descubrí los batidos verdes y me han ayudado enormemente (los he estado bebiendo desde hace un año).

Mis ciclos han mejorado drásticamente y la mayoría de las veces me siento como una persona normal. Eso nunca antes me había sucedido, ya que este dolor constante estuvo siempre conmigo. Gracias por toda la información que pude encontrar en su sitio. Como he cambiado mis hábitos alimenticios, también he descubierto alimentos que desencadenan mi dolor de ovarios, el manchado y el sangrado. Estoy triste por haber eliminado el chocolate, pero los batidos han eliminado casi por completo mis ansias por los dulces. Una vez más, muchas gracias por ayudar a cambiar la calidad de mi vida.

—*Becky Flannery; Sandy, Utah*

Comencé a beber batidos verdes hace dos meses. Yo uso una gran cantidad de productos agrícolas de hoja orgánicos y utilizo kombucha como solvente, con una pequeña cantidad de fruta o jugo de fruta. A eso le sumo un puñado de tabletas de espirulina y chlorella. Esta combinación es increíble.

—*Anónimo*

¡Los batidos verdes me han salvado la vida! Los últimos 4 años estuve atravesando un periodo de depresión. Empecé a tomar medicamentos para la depresión, pero nunca me ayudaron. Descubrí los batidos verdes en diciembre de 2008 y decidí darles una oportunidad en enero de 2009. Han pasado dos meses desde que empecé a tomar un batido verde todos los días y me siento *increíble, maravillosa,* y *llena de vida.* No me había sentido tan bien en mucho tiempo. Me he sentido llena de energía; puedo conciliar el sueño más rápido en la noche y me siento descansada al despertar; no siento la necesidad de tomar siestas diarias; he tenido menos antojos de dulces y alimentos procesados; volví a sentirme motivada; y he perdido 8 libras en 2 meses. ¡Los batidos verdes llegaron a mi vida para quedarse!

—*Alessa Brennan*

Me encantan los batidos verdes; han hecho una gran diferencia en mi vida. Sé que soy una persona más feliz, más saludable gracias a ellos. Estoy muy agradecida por ellos; me encantan. Me han dado muchísimo impulso. Es más fácil beber las verduras que comerlas. He estado comiendo verduras saludables durante años. Prefiero ingerir col rizada en un batido, en vez de comerla todos los días como lo he hecho. Es mucho más fácil digerirla en forma de bebida. ¡Gracias!

—*Lisa*

He estado bebiendo batidos verdes durante casi un año. Son deliciosos y refrescantes. He tenido que viajar durante ese período de tiempo, lo que me hizo abandonar mi batido durante 10 días y *realmente* he sentido los efectos (fatiga). ¡Nunca voy a dejar de beber mis batidos verdes!

—*Anónimo*

Les he estado contando a todos mis amigos acerca de los batidos verdes, y convencí a varios de ellos de que empiecen a beberlos diariamente. Todos mis amigos trabajan como bailarines en la Costa Oeste, por lo eso, es importante tener energía para las 4 o 5 horas de baile que tenemos 2–3 noches a la semana.

—*Anónimo*

¡He sufrido una deficiencia de hierro la mayor parte de mi vida y los batidos verdes me han ayudado enormemente! Como resultado, estoy perdiendo menos pelo en la ducha. ¡A mis hijas (de 6, 7 y

10 años) les encantan los batidos verdes! Incluso me los piden y les encanta ver cómo los hago. Es increíble ser capaz de darles una manera de incorporar buenas verduras en su dieta sin luchar con ellas. Gracias por cambiar nuestra forma de vida.

—*JoAnn Y.; Denver, Colorado*

Estoy tan entusiasmada con los batidos verdes que me preocupa saber cómo continuar con el hábito en caso de desastre o de dificultades económicas, durante las cuales podría serme imposible comprar productos agrícolas frescos. Por eso es que empecé a deshidratar la espinaca, la col rizada, el perejil y armé mi propio jardín este año. Pulvericé las hojas secas y las usé durante el invierno para preparar mis batidos.

Para la base de jugo, utilizo sidra de manzana cruda congelada que mi marido muele con fruta fresca cada otoño, usando sus manzanas sobrantes (es un agricultor de frutas). Ahora en enero, utilizo la siguiente receta para preparar mis súper batidos verdes:

Rehidrato lo siguiente en 1 taza de agua caliente: 2 cucharaditas de col rizada en polvo más media cucharadita de perejil en polvo o 2 cucharaditas y media de espinaca en polvo. Mezclar bien y dejar reposar durante unos 10 minutos, hasta que se enfríe. A continuación, añadir 3 tazas de jugo de manzana (cruda, sin pasteurizar), 2 bananas congeladas, 1 cucharada y ½ de semilla de linaza molida y fresca, y agua y hielo hasta alcanzar la marca de 7 tazas. Mezclar bien. Esta es una gran opción cuando no puedo ir a la tienda de comestibles.

—*Cindy P.; Alpine, Utah*

¡Los batidos verdes forman ahora parte de mi vida cotidiana! Tengo mucha más energía ahora, y los batidos verdes son una comida completa, ¡más nutritivo que comer fuera de casa! ¡He sido vegetariana durante 30 años y esto ha mejorado sin duda mi salud! Como profesor (ahora jubilado) y salvavidas del Sistema de Parques del Estado de Kentucky durante 32 veranos, ¡los batidos verdes ayudan a mantenerme en gran forma!

—*Steve House*

En casa, nos encantan los batidos verdes. Soy una madre de cuatro hijos que los educa en el hogar. Tres de mis hijos beben batidos porque les encantan, y uno los bebe porque sabe que es una buena opción para la salud. Trato de variar los ingredientes aquí y allá para que no se aburran de ellos. Los tomamos a primera hora de la mañana. ¡También tengo la costumbre de convidarles a los hijos de los vecinos, quienes luego pedirán más! Además, son muy sabrosos como paletas de hielo: estoy segura de que pierden algunos nutrientes al congelarlos, ¡pero a los niños les encanta!

—*Melanie H.*

Mi familia y yo hemos estado bebiendo batidos verdes durante 8 meses. Ha sido nuestra adicción. Si no los tomo por un día, siento la ausencia y tengo antojo de un batido en vez de un pastel. De hecho, mis hijos, de 9 y 6 años de edad, me piden batidos, por eso, beben un poco antes de ir a la escuela. Ya no tengo síntomas de hipertensión y he perdido 25 libras. Mi marido ya no tiene que tomar su medicamento contra el colesterol y ha perdido peso. Mi mejor amigo ahora se los da a toda su familia y a sus empleados, todos los días. Y otro amigo que acaba de terminar la quimioterapia va a empezar también. ¡Gracias!

—*Lisa James*

Aunque no he notado tanta diferencia, me siento afortunado de que me hayan enseñado el hábito de los batidos verdes, una forma muy interesante de comer más verduras y frutas. ¡Espero ver los resultados en un futuro próximo y que me ayuden a evitar sufrir enfermedades!

Ahora preparo batidos verdes para toda mi familia varias veces por semana, y nuestros sistemas inmunes han mejorado claramente con este hábito constante.

—*Anónimo*

Espero con ansias cada mañana para beber mi batido verde porque sé que es delicioso y saludable, y una manera de empezar mi día con toda la energía que necesito. Mi marido ahora ha adoptado el hábito, junto con mi hijo de edad universitaria, que necesita una buena nutrición porque la mayoría de las cosas que come durante el día son comidas rápidas, que ingiere sobre la marcha. Me siento llena de bondad, y no necesito comer nada más durante la mayor parte de la mañana.

—*Ciel M.*

Los batidos verdes son fáciles y rápidos de preparar y me mantienen satisfecha y alerta hasta pasado el almuerzo. Esta última temporada de cultivo tuve acceso a montones y montones de lechuga. Usaba entre 2 a 3 tazas en mi batido junto con otras verduras, pero aún después de que las otras verduras habían desaparecido todavía quedaba un montón de hojas de lechuga de muchos colores y tipos. Obtuve todas mis verduras en el mercado de agricultores locales.

—*Anónimo*

Me gustaría que mi madre me hubiera alimentado con batidos verdes desde el nacimiento. Si lo hubiera hecho, no habría tenido todo el dolor y sufrimiento que he pasado. Entiendo que hoy en día mi cuerpo solo estaba clamando por ayuda de mi parte. Ojalá todas las personas que conozco entiendan esto pronto. Buena salud para todos. ¡Gracias!

—*Anónimo*

He disfrutado de los cambios físicos que ha sufrido mi cuerpo. Experimenté una cierta pérdida de peso, buena digestión, y un aumento en el deseo de reducir los alimentos cocinados y procesados. He hablado con otras personas sobre el uso de los batidos verdes como medio para mejorar su salud en general.

—*C. Brown*

Siento que la oración me llevó a su sitio web y, al leer los otros testimonios, ¡me doy cuenta de que este parece ser un tema común! ¡Qué bendición es tener esta información al alcance de mis manos! Me sentí bien acerca de los batidos, y obviamente tenían sentido para mí, así que decidí prepararlos. Imaginen mi sorpresa, entonces, cuando de repente toda la grasa del embarazo de mis dos últimos hijos se desvaneció (no he usado este tamaño de pantalones vaqueros en 3 años), ¡y me encontré luchando por obtener las calorías suficientes para amamantar!

Mi marido ha notado una clara mejora en mi actitud después de que comencé con el proceso de desintoxicación del colon (los batidos limpian su hígado, y todos los desechos que necesiten ir a algún lugar), ¡por lo que ahora también quiere limpiar el suyo! A mi hijo de 2 años y ½ de edad le gustan los batidos (o "moothies" como suele llamarlos), ¡incluso con acelga!

—*Steffanie D.*

Comencé a beber batidos verdes hace casi tres años y, desde entonces, perdí más de 30 libras, recuperé mi salud, y me sentí 10 años más joven. Mis hijos nunca necesitan realizar visitas al médico a menos que hayan sido heridos. La evidencia es tan obvia que nunca podré dejar esta bebida milagrosa.

—*Julie Greenman*

Mi marido y yo hemos estado disfrutando de los batidos verdes 6–7 veces a la semana durante los últimos 9 meses. ¡Estamos motivados! De hecho, nos fuimos de vacaciones por una semana y extrañamos tanto la licuadora Blendtec y los batidos verdes, que casi no podíamos esperar a llegar a casa para empezar a tomarlos de nuevo.

A mi esposo le diagnosticaron cáncer de vejiga hace tres años, y cada tres meses el médico tenía que eliminar sistemáticamente los lugares nuevos a los que se había esparcido el tumor.

Desde que encontramos el sitio GreenSmoothieGirl.com, compramos nuestra licuadora y empezamos a preparar batidos, él no ha desarrollado nuevos tumores. Su última colonoscopia este año también arrojó buenos resultados, tiene más energía, y se siente sano y fuerte. ¡No podemos empezar el día sin antes beber nuestros batidos verdes y saludables! ¡No tenemos suficientes palabras como para agradecerle!

—*Nancy K.*

Sufro de hipertiroidismo (enfermedad de Graves) y he estado medicado con Propyl-Thyracil (PTU) durante los últimos 15 años. Durante este tiempo, los médicos y los especialistas me han instado a tratarme con yodo radiactivo, y algunos de ellos incluso me han ridiculizado por querer considerar métodos alternativos.

Sabía instintivamente que la respuesta estaba en algo más que las píldoras. Pero me dijeron que no conocían otra opción y que el tratamiento de yodo era bastante estándar. (Bueno, no para mí, ¡muchas gracias!) He buscado y buscado durante años. Incluso abandoné el PTU durante tres meses pensando que podría utilizar el pensamiento positivo y la visualización para curarme... pero fue en vano.

Así fue que cuando descubrí los batidos verdes en junio de 2008, sabía que era como una ensalada líquida, llena de nutrición y bondad fundamental. Junto con el comienzo de un estilo de vida con un alto porcentaje de alimentos crudos, he podido disminuir mi dosis de PTU cada 3 meses desde entonces, cada vez que tenía una cita con mi endocrinóloga para revisar los análisis de sangre. Había llegado a consumir tres PTU por día.

Después de los tres primeros meses, disminuyó a dos, y pensaba que eso ocasionaría algunos cambios en los resultados de mis análisis de sangre. Como no hubo cambio alguno, a los tres meses, volví a disminuir mi dosis a un PTU por día. Una vez más, no hubo cambios en los resultados de los exámenes de la hormona estimulante de la tiroides (TSH), los niveles T4 y T3. Mi última cita con la endocrinóloga fue en enero de 2009. Una vez más, no hubo cambios.

Ella estaba encantada, y sugirió que dejara el medicamento PTU completamente. Casi me desmayo cuando escuché que un médico pudiera sugerir que no tomara pastillas. Por elección propia, y con su aprobación, le pregunté si podría considerar tomar la mitad de un PTU por día hasta mi próxima cita. Estuvo de acuerdo. Hasta la fecha, me siento bien, no sufro mayores palpitaciones y me siento con abundante energía. Gracias a los batidos verdes y, sobre todo, gracias a Robyn por su incesante búsqueda por la investigación.

—*Hal Walter; Ottawa, Ontario, Canadá*

Después de un año de pensar y evaluar profundamente la posibilidad de hacerme vegetariana, tomé la decisión en septiembre de 2008. ¡Lo que hizo fácil la transición fue el descubrimiento del batido verde! La primera vez que encontré información sobre el tema fue en el sitio web de Robyn, GreenSmoothieGirl.com. Yo estaba intrigada, e investigué los orígenes de los batidos verdes. Empecé a encontrar comunidades enteras en los *blogs* sobre personas que estaban bebiendo estas delicias vegetales líquidas. Miré muchos de los videos en YouTube que Robyn había publicado y vi lo fácil que era incorporar vegetales a mi dieta al incorporar el hábito del batido verde. Comencé de inmediato, con mi sencilla licuadora de cocina. Mi hijo de 11 años de edad y mi marido tenían curiosidad y empezaron a beber conmigo casi de inmediato. ¡Nos encantan!

El eccema crónico en los bordes de mi cuero cabelludo se están aclarando (¡algunos han desaparecido por completo!), las crestas en mis uñas se están aplanando y las uñas se han vuelto fuertes, el cansancio crónico se ha sustituido por energía vibrante, los síntomas artríticos leves en los dedos desaparecieron, los síntomas de hipotiroidismo son cada vez menores (si bien consumo una dosis baja de Armour hace años, sigo experimentando muchos de los síntomas del hipotiroidismo, ¡pero realmente están mejorando!), el insomnio parece haberse ido, he perdido 9 libras hasta el momento y, aunque no sé si esto pueda estar relacionado, ¡ya no sufro quemaduras de sol!

Pero lo que es realmente sorprendente es que están creciendo vetas de cabello castaño en zonas donde el cabello tenía un color plata maciza, ¡fabuloso!

Estamos experimentando grandes beneficios en la salud con estas bebidas maravillosos y creo que somos adictos a la vitalidad y a la inyección de energía que obtenemos de ellos. ¡Voy a recibir los resultados de un análisis de sangre la próxima semana, y no puedo esperar a ver las cifras! He convencido a varios amigos y miembros de la familia de adoptar este hábito y se han convertido en bebedores de batidos verdes. En realidad, estoy intentando realizar un programa de radio donde podré debatir y compartir mis progresos con los demás. ¡Gracias, Robyn, por crear el *blog* GreenSmoothieGirl! ¡Su generosidad al compartir su información con el mundo ha inspirado a muchos a adoptar un estilo de vida saludable!

—*Cher*

Me encantan. Siempre me encantaron los batidos verdes, y me encantan aún más sus recetas. Es increíble consumir más verduras que frutas, en lugar de la proporción inversa, que era lo que hacía anteriormente. Yo los amo y mis hijos también. Se les antoja como a mí.

—*Anónimo*

Mi deseo para el festejo de año nuevo fue adoptar un estilo de vida más saludable. Tanto a mi marido como a mí (sí, yo lo convencí) nos encantan los batidos verdes. Son muy abundantes y sacian el hambre.

Ya no anhelamos comer comida chatarra. Hemos comenzado a perder unas cuantas libras. Voy a convencer a mis nietos e hijos de adoptar a este hábito. Mi esposo, que es hispano, sufre de diabetes, colesterol alto y de presión arterial alta. Ahora, muestra algunas mejoras. Solo ha pasado un mes. Utilizamos nuestra licuadora Blendtec para preparar el desayuno, el almuerzo y la cena. Preparamos batidos, aderezos para ensaladas y sopas, y utilizamos su libro *12 Steps to Whole Foods* (Los 12 pasos hacia los alimentos saludables) todos los meses. Nuestro objetivo es consumir solamente verduras en un año. Gracias por toda su investigación y sus recetas.

—*Pat M.*

Los batidos verdes se convirtieron en parte de mi vida desde que comencé a comer 100 % comida cruda. Así que los efectos se deben probablemente a los alimentos crudos (de los que los batidos verdes forman parte) en general. Yo sé que los efectos han sido reales para mí, y derivo a todos los que puedo al sitio GreenSmoothieGirl.com para que también puedan aprovechar los beneficios.

Muchas personas no quieren optar por una dieta basada 100 % en alimentos crudos, pero pueden mejorar su dieta mediante la adición de batidos verdes, y comer más alimentos crudos. Después de aplicar estos cambios, pude dejar de tomar medicamentos vía oral para tratar la diabetes y, desde entonces, me he mantenido estable, sin consumir medicamentos por casi un año. Espero ver aún más mejoras a medida que avanzo por este camino. Estoy muy agradecido por lo que Robyn hizo y por la contribución que ha brindado a la comunidad para ayudar a la gente a entender esta información vital. Creo firmemente que la salud y la longevidad se basan en lo que ponemos en nuestros cuerpos y sobre ellos, y que somos responsables de nuestra propia salud y vitalidad. Si no estamos dispuestos a hacer lo que sea necesario, la naturaleza nos impondrá las consecuencias.

—*DJSK*

Los batidos verdes han ayudado a mantenerme satisfecho por más tiempo en la mañana. Yo solía tener *mucha* hambre a la hora del almuerzo. Mi estómago gruñía, y solía marearme. Ahora me tomo una licuadora llena de batido a la mañana y estoy satisfecho hasta que es la hora de comer mi próxima comida.

—J. Burns

¡Mi día no está completo sin un batido! Si paso un día sin beber uno, me siento mal física y mentalmente. A mis hijos les encanta también, y ellos quieren beber uno todos los días para poder tener energía y músculos fuertes.

—Jenny L.

He estado bebiendo un cuarto de galón de batidos verdes al día durante aproximadamente un año, con unas pocas excepciones. Cuando dejo de beber durante unos días (porque estoy demasiado ocupado, tengo que ir a la tienda, etc.), siento que el primer sorbo del próximo batido se siente tan grato, tan delicioso, tan satisfactorio.

Mis hijos los beben porque yo se los puse delante. Les di una pinta al principio, y mi hijo de 11 años de edad luchaba por terminarlos. Dejé que tomara media pinta por un tiempo, hasta que se acostumbrara. Al final, me preguntó si todavía tenía que beber el vaso pequeño (media pinta), o si podía tomar un vaso lleno ahora. ¡Sí! También le gusta beber en frente de amigos y contarles de qué está hecho su batido. Eso tomó un par de semanas, probablemente.

Ahora beben una pinta, y lo que sea que haya sobrado después que yo bebo la mía. Les gustan como quedan con un montón de fresas y melocotones frescos, cuando están en temporada. También he convencido a varios amigos para que adopten el hábito de los batidos verdes. (Ellos: "¿Qué es eso que estás bebiendo?" Yo: "Un batido verde". Ellos: "¿De qué está hecho?" Yo: "¿Quieres probar?" o "¿Quieres la receta?").

—Janelle B.

Compré mi licuadora *Blendtec Total Blender* en Costco tras ver una demostración en la tienda. El hombre de la demostración recomendó que visitara el sitio web GreenSmoothieGirl.com para encontrar grandiosas recetas e instrucciones. Desde que bebo batidos verdes, el trabajo de mis intestinos se ha vuelto más regular de lo que jamás ha sido. Me diagnosticaron el síndrome del intestino irritable, y ahora ya no sufro de estreñimiento. ¡Ser regular es la sensación más maravillosa! También, dado que agrego hojas oscuras de vegetales, pude evitar contagiarme de los resfriados que padecen mis nietos y amigos. Honestamente puedo decir que me siento mucho más saludable. No dejo de tomarlos por un solo día desde hace 4 meses. Gracias, Robyn.

—*Barbara A.*

Empecé a preparar batidos dos veces al día (desayuno y almuerzo) el 14 de julio de 2 008. En ese momento, yo no tenía idea qué esperar, ya que solo estaba probando este nuevo concepto como un capricho. Después de dos semanas, me di cuenta de que perdí alrededor de 5 libras. Decidí continuar con este proceso, y preparar mis cenas con alimentos, principalmente vegetarianos. Pasaron otras 2–3 semanas y perdí otras 5 libras. Algo estaba pasando... sospecho que fue la combinación de batidos verdes y la dieta principalmente vegetariana.

Bueno, a lo largo de mi viaje, empecé a leer libros sobre alimentos crudos y 80-10-10, y simplemente un montón de información. Decidí probar con una dieta de alimentos crudos, y la mayoría del tiempo he sido capaz de mantener aproximadamente un 90–95 % de alimentos crudos en mi dieta desde que empecé a hacer esto. Cada semana que pasaba me daba cuenta de que seguía perdiendo 2,5 libras por semana, hasta llegar a una pérdida total de, hasta ahora, aproximadamente 47 libras. A los 3 meses de emprender mi viaje, leí *80-10-10 Diet* (Dieta 80-10-10) de Douglas Graham, y he puesto en marcha muchos de sus conceptos en mis rutinas diarias, por lo que la mayor parte de mi ingesta diaria consiste en frutas y vegetales, con muy pequeñas cantidades de frutos secos y semillas. Me di cuenta de que estaría bien con comida *gourmet* cruda con alto contenido de grasas (es decir, frutos secos y semillas), pero que realmente prosperaría con la dieta 80-10-10.

En cuanto al ejercicio, incluso antes de empezar a tomar batidos, tomaba una clase de bicicleta dos veces por semana en el gimnasio, y ocasionalmente levantaba pesas en casa. Me di cuenta de que en mis clases de bicicleta, he sido capaz de mantener niveles extremadamente altos de energía sin fatigarme con la dieta 80-10-10. También me di cuenta de que cuando hacía comida *gourmet* cruda (con más grasa), no me sentía tan lleno de energía. Otra cosa que debería remarcar es que mis tiempos de recuperación muscular han mejorado dramáticamente con la dieta 80-10-10. Atrás quedaron los días de recuperación, ya que mi recuperación muscular se produce en cerca de 15 a 20 horas, y luego estoy listo para hacer más ejercicio al día siguiente.

Yo solía tener un dolor de cabeza sinusal aproximadamente una vez a la semana. Se han ido por completo. Duermo mucho mejor, y me di cuenta de que puedo seguir mi día con menos horas de sueño y aun así tener un montón de energía. Mi dieta diaria todavía consiste en dos batidos al día (un desayuno y un almuerzo) y la comida típica de la cena varía, pero normalmente está en línea con la dieta 80-10-10. Me tomó cerca de 6 meses perder aproximadamente 50 libras, pero todo el proceso fue muy fácil. Es simplemente una cuestión de enfocar su mente, llevar a cabo grandes hábitos y dejar los malos.

—*Eddie Yee*

Me gustan mucho los batidos verdes, pero la mayor sorpresa para mí es que a mi marido le encantan aún más que a mí. A él no le importan los vegetales, por eso, es totalmente asombroso para mí ver que él me espere en la mañana hasta que yo le prepare un batido y me diga cosas como: "Esto es demasiado dulce, ¡necesita más col rizada!" o "Este necesita más jengibre". ¡Es impresionante!

—*Kendra A.*

Me sometí a un análisis completo de sangre en abril de 2008, tan solo 2 meses antes de empezar a beber los batidos verdes. Me hice el siguiente análisis en octubre de 2008, 4 meses después de comenzar. A continuación, enumero algunos resultados interesantes:

Abril de 2008: todos los resultados mostraron rangos elevados

    Colesterol: 267

    Nivel de colesterol HDL: 7,9

    Colesterol LDL: 201

    Glucosa: 117

    Triglicéridos: 161

Octubre 2008: todos los resultados mostraron rangos normales

    Colesterol: 181

    Nivel de colesterol HDL: 4,8

    Colesterol LDL: 116

    Glucosa: 91

    Triglicéridos: 136

—*Bonnie E.*

He pasado toda mi vida adulta con sobrepeso y sintiéndome miserable. Mi peso figuraba entre las 135 a las 280 libras durante ese tiempo. La mayor parte del tiempo tenía la idea errónea de que yo era demasiado gorda (cuando pesaba 135) y no tan gorda (cuando pesaba 280). Mi percepción estaba siempre errada. Pero yo sabía que no me sentía bien.

He estado en *Weight Watchers*, adopté la dieta de la sopa, la dieta del huevo duro, el té chino, y todas las dietas que se ven en las revistas. Finalmente, descubrí que la dieta Atkins funcionó: ¡tres veces! Es curioso que cuando dejaba la dieta luego de unos meses, recuperaba el peso que había perdido, ¡y 30 libras! Me di cuenta de que si seguía la dieta de esa manera, arruinaría por completo mi estado de salud. Tenía tanto miedo de empezar otra dieta, que decidí nunca más hacer dieta y que simplemente me aceptaría a mí misma como era.

Me volví a casar con 210 libras y en menos de 3 años había aumentado 70 libras gracias a una alimentación descuidada, principalmente basada en la comida rápida. Luego, a mi esposo le diagnosticaron cáncer (relacionado con la digestión) y yo descubrí el sitio GreenSmoothieGirl.com. Fue una respuesta a mis oraciones, porque se trata de un *estilo de vida*: no de una dieta. En los últimos 9 meses he perdido 40 libras, mi piel luce brillante, prácticamente he abandonado los medicamentos que estaba tomando para la presión arterial alta, los dolores artríticos, y la mucosidad. ¡Mis arrugas también van desapareciendo!

Nunca más voy a volver a hacer una dieta porque ahora puedo comer todo lo que quiero y realmente disfrutar de ello (incluso chocolate). Nunca siento hambre porque tengo la comida rápida de Dios conmigo todo el tiempo (las frutas). He descubierto que cuanto más comida cruda como, más rápido pierdo peso. Ya no me obsesiono con el peso, y creo que voy a lograr alcanzar el peso que se supone debo tener, no el peso que la sociedad impone. Simplemente desearía haber conocido esto antes.

Perdón por la larga extensión del mensaje, ¡pero siento que haber encontrado a GreenSmoothieGirl.com y al *blog* de Robyn ha salvado mi vida! ¡Gracias, Robyn, y a todos los demás!

—*Karen L.*

Mi marido y yo comenzamos con los batidos verdes de Robyn en febrero de 2 008. En tres meses, mi esposo perdió 60 libras y yo he perdido 20 y estoy en mi peso normal... el peso que he promediado desde la escuela secundaria. Mido 5' 4" y peso 108 libras. Tengo 41 años y dos hijos menores de 5. Mi marido ahora puede dormir toda la noche (solía darse vuelta y moverse en la cama). Duermo profundamente. ¡Cierro los ojos y es mañana! Mi marido ya no necesita Prilosec. Mis hijos, de 2½ y 5 años, beben batidos verdes y no se han enfermado en un año. Mi hijo va a una escuela para chicos con necesidades especiales y me he dado cuenta de que su comportamiento ha mejorado mucho. Él también ha tenido una racha creativa increíble en los últimos 6 meses. ¡Gracias, Robyn!

—*Tonya Carney*

¡Tanto mi hija de 18 años de edad como mi hijo de 15 años de edad están entusiasmados! Mi hija solía desmayarse de la fatiga después de la escuela todos los días durante los últimos 3 años, pero ya no, y solo consume 16 onzas en el desayuno. Mi hijo consume 16 onzas en el desayuno, ¡y después de una semana me preguntó si podía *por favor* tomar un cuarto de galón para el almuerzo de la escuela todos los días! Su energía es ahora lo que debería ser y ya no anhela carbohidratos almidonados/blancos/muertos y también quiere comer alimentos más saludables. Las marcas agrietadas, secas e irritadas a cada lado de la boca (que casi parecían pequeños desgarros o pliegues separados/agrietados en ambos lados) se han ido para siempre.

Ha desaparecido esa vieja fatiga de la tarde, el antojo de azúcar y una siesta, y la adicción al café de 10 años se ha ido, ¡junto con las arrugas faciales profundas causadas por todo eso! Lo más interesante es que desapareció el problema del mal aliento del que he sufrido toda la vida, y ¿quién sabe qué otras maravillas están sucediendo en el interior? ¡Solo han pasado 30 días!

—*Susan W.*

Siempre estoy estreñido, y solía beber laxantes a base de hierbas para que me ayuden con el tema, pero me dan tremendos calambres abdominales y diarrea. Beber batidos verdes cuatro días a la semana me ha ayudado mucho. ¡Me siento muy bien!

· —*Anónimo*

Los batidos verdes han impactado mi vida de muchas maneras. Había aumentado 65 libras en mi primer embarazo con una dieta "orgánica" de alimentos procesados. Mi autoestima y confianza se desmoronaban. Mis niveles de energía estaban bajos a pesar de tener veintitantos años de edad. Recuerdo el día que me presentaron el concepto de los batidos verdes en una tienda de alimentos saludables. Una señora estaba repartiendo muestras gratuitas. Yo solía trabajar en un bar de batidos y la idea de añadir verduras de hoja a los batidos nunca se me había ocurrido.

Fue hace dos años cuando descubrí esta bebida increíble, y he bebido una cada día desde entonces. La gente empezó a comentar sobre lo "radiante" que se veía mi piel y se preguntaba cómo podía ser que estaba perdiendo peso a solo 2–3 meses de haber comenzado con los batidos verdes. Al poco tiempo tuve que hacer un listado de recetas y consejos para dar a mis amigos y familia, para que el hecho de explicar el concepto del batido verde fuera más fácil y no tan redundante. Poco después de eso, empecé a dar clases de salud. Probablemente haya más familias en mi iglesia que preparen batidos que aquellos que no lo hagan. Todos hemos notado una diferencia en nuestra salud. Ya no tengo antojo de comer cosas saladas y dulces como antes. Siento como si las cadenas de mis antojos hubieran sido liberadas y que los batidos hubieran sido la llave para hacerlo.

He perdido más de 40 libras y tengo un nivel más elevado de energía. Tengo una mejor perspectiva de la vida. Prefiero ir a dar un paseo en lugar de ver la televisión con una bolsa de patatas a mi lado. Mi pasión ha crecido tanto por este concepto simple que estoy trabajando en un sitio web llamado www.batido-handbook.com. Quiero que otros sientan la libertad que estoy experimentando.

En febrero de 2 009, tuve mi segundo hijo. Gracias a Dios puedo decir que no aumenté 65 libras, ¡esta vez solo 16 aproximadamente! Perdí todo ese peso el día del parto. A pesar de que no aumenté mucho de peso, mi hijo recién nacido de 9 libras no tenía bajo peso. A las 6 semanas después del parto, ¡estaba 6 libras por debajo del peso que tenía antes del embarazo! No me estaba muriendo de hambre tampoco. Los batidos verdes me dan tantos nutrientes diferentes que mi cuerpo ya no anhela la comida chatarra.

Estoy muy feliz de que haya gente como Robyn, que promueva un concepto tan maravilloso. Debido a gente como ella, soy una persona totalmente diferente. ¡Gracias!

—*DaNae Johnson*

He estado bebiendo batidos verdes una vez al día durante un mes. He notado una gran mejora en mi actitud ante la vida. Manejo el estrés *mucho* mejor y me siento más feliz. Otra gran mejora para mí fue la disminución de mis antojos de alimentos azucarados. Este era un gran problema para mí. Ahora, incluso si como algo dulce, no quiero mucho de ese alimento. ¡Ha sido increíble lo bien que me siento desde que comencé a beber batidos verdes!

—*Tammy M.*

Mi esposa y yo hemos mejorado notablemente el tono de la piel y tenemos una tez más clara, tanto así que la gente lo nota y hacen comentarios. Hemos experimentado cierta indigestión durante el día a medida que agregábamos más frutas y vegetales que se digieren de manera diferente a nuestros batidos, pero eran efectos mínimos. Asimismo, no estábamos muy hambrientos durante las 4–5 horas después de haber bebido el batido verde.

—*Scott*

Mi marido y yo siempre hemos tratado de comer sano, pero la adición de batidos verdes a nuestra dieta de todos los días ha hecho que sea mucho más fácil. Un batido de 20 onzas para el desayuno marca el paso del día para nosotros. Ambos solíamos tener grandes antojos de carbohidratos, y mi marido también deseaba ingerir grandes cantidades de azúcar, pero cuando empezamos el día con un batido verde, ninguno de nosotros experimenta estos antojos (a menos que nos permitamos tener *mucha* hambre).

Mi hijo de 2 años de edad también ama los batidos verdes. Él nunca ha ingerido la comida chatarra a la que una gran cantidad de chicos de su edad están tan acostumbrados, así que yo no diría que añadir batidos a su dieta fue una "conversión", pero todavía quedo impresionada cada día cuando lo veo deglutir su batido y pedir más.

Gracias, Robyn, por predicar el Evangelio de las Verduras. ¡Nos convertimos de por vida!

—*Mandi L.*

Hace un tiempo que iniciamos el hábito de los batidos verdes. De hecho, debo decir que siento antojos por ellos. No necesariamente por el gusto (aunque nuestro brebaje es muy sabroso), ¡pero sí por los efectos que producen en mí! Me siento mucho más saludable y el tono de mi piel ha mejorado. La gente dice que me veo muy joven: ¿a quién no le gusta escuchar eso? Mi hija y mi nieto también se han entusiasmado al respecto. ¡Gracias, Robyn!

—*Karen P.*

Los síntomas que experimenté durante años son casi demasiado largos como para enumerar, desde la diabetes al dolor de espalda, desde el asma a un dolor general muscular profundo y problemas de nervios (hormigueo, ardor, entumecimiento, etc.). La mayoría de los síntomas han desaparecido por completo o se han reducido significativamente. Había utilizado los batidos verdes de manera intermitente durante un par de años, pero me comprometí a tomarlos seriamente además de incorporar una dieta de alimentos crudos a fines de julio del año pasado.

—*Anónimo*

¡Estoy utilizando los batidos verdes y la comida cruda para dejar la bebida después de 15 años y está funcionando! ¡Los batidos verdes y los alimentos crudos y orgánicos están cambiando mi cuerpo a nivel celular y sin duda lo siento! Y lo que es maravilloso es que, a diferencia de algunas píldoras, puedo sentir los resultados inmediatamente. ¡El mismo día!

Mi salud emocional ha mejorado mucho. Soy positiva, tengo esperanzas, y mi autoestima está aumentando. A veces, dos batidos verdes son todo lo que necesito durante el día, ¡ni siquiera siento hambre por la noche! Es divertido probar diferentes recetas, y tengo dos botellas que utilizo solo para mis bebidas y batidos verdes. Me siento muy bien al saber que estoy limpiando y sanando mi cuerpo con los batidos verdes. Incluso estoy pensando en preparar batidos verdes cuando viajo, siempre y cuando pueda usar una licuadora donde sea que vaya.

La gente que he tratado de convencer simplemente es muy escéptica. Sigo diciéndoles que son deliciosos y que si se utiliza un par de bananas, un mango, y puñado o dos de espinaca, su sabor es dulce y frutal, ¡sin tener sabor a verdura en absoluto! Pero, personalmente, me gustan mucho los batidos sabrosos, ¡tanto como un batido de frutas! ¡Estoy muy entusiasmada con su nuevo libro, Robyn! ¡Buen trabajo!

—*Jennie W*

Sentí dolor en ambas rodillas durante unos 20 años, y después de beber batidos verdes por 30 días, puedo caminar por una colina o bajar escaleras sin sentir tanto dolor. También el dolor causado por la fibromialgia está desapareciendo.

—*Jackie H.*

Comencé a beber un cuarto de galón de batido verde a diario cuando tenía unos ocho meses de embarazo. Me sentí muy saludable durante el resto del embarazo, recuperé mi fuerza rápidamente después de un parto largo, y perdí el peso que había acumulado durante el embarazo en menos de seis semanas. Ahora, más de un año después, he perdido 30 libras adicionales y me siento bien. Creo firmemente que cualquier persona que esté tratando seriamente de perder peso de una manera saludable debe beber los batidos verdes. Los batidos verdes son ahora un elemento constante en la dieta de mi familia. Nosotros los tomamos en el desayuno, los aperitivos, y en nuestros ocasionales desayunos a la hora de la cena. Mi hijo mayor disfruta de compartirlos con sus compañeros de juego, y hasta nos han traído una jarra llena de batido a una comida a la canasta que tenía un tema de desayuno. No conozco ninguna persona que haya probado un batido verde y no le haya gustado.

—*Tina H.*

Me encanta todo lo que tenga que ver con los batidos verdes. Han mejorado mi vida en gran medida. ¡Los comparto con todos los interesados en degustar uno y casi todo el mundo los ama tanto como yo! Las personas que no tienen una mente lo suficientemente abierta como para probar un poco no saben la enorme experiencia que se están perdiendo y que puede cambiar su vida. Estaba muy emocionada cuando mi hija de 21 años de edad me habló de los batidos verdes. No podía esperar a probar uno. ¡Es un regalo impresionante para compartir con cualquier persona que ame!

—*Bonnie K.*

Me diagnosticaron cáncer de mama en 1 999. Me sometí a una cirugía para que me extirparan el tumor, pero la quimioterapia y la radiación no tuvieron efecto. Visité a un médico naturista y, por medio de la técnica de microagua, la estabilización de mi pH, y la dieta, logré deshacerme del tumor. En la primavera de 2 008 supe gracias a los síntomas que el cáncer había regresado.

Revisé mi nivel de pH, que en ese entonces era tan ácido que ni siquiera se leía en el papel. Fui a ver a mi médico y lo confirmó. Sabía que la clave para deshacerse del cáncer era tener un pH equilibrado. Tengo una máquina para analizar el agua, pero sabía que la manera más rápida de equilibrar el pH era a través del consumo de verduras. Sin embargo, era imposible comer la cantidad que necesitaba.

Desde agosto de 2 008, he estado bebiendo verduras licuadas y comiendo alimentos crudos, nada de lácteos ni carne. Me sometí a un nuevo examen en enero para saber si tenía cáncer, pero no había signos de él. Me siento muy bien, no me he enfermado. He perdido peso, y recuperé el peso y tamaño que tenía en la secundaria. Tengo energía, etcétera... podría seguir y seguir. Mis hijos no pueden creer que esté corriendo y persiguiendo a los nietos como si fuera una adolescente. La bebida natural a base de verduras es el mejor desayuno que una persona podría tener.

Debido al cambio positivo en mí, otras 10 personas han comenzado a beber batidos verdes.: as chicas de Curves, mi marido, mi hija, los padres de mi esposo, mis padres y mis amigos. Y cuando voy a la tienda Sunflower Market, me encuentro con un montón de gente, en su mayoría personas de edad avanzada, que están comprando col rizada para sus bebidas naturales. Sonrío y pienso: "Eso es genial".

—*Terri Barnett, Payson, Utah*

Cuando dejo de beber batidos verdes, siento que mis articulaciones empiezan a ponerse rígidas, y me canso de nuevo. ¡También dejo de ser regular y vuelvo a tener deposiciones una vez cada tres días!

—*Anónimo*

Mis 2 hijos más jóvenes beben batidos verdes casi cada mañana en el desayuno. Incluso comparten algo de él en la escuela y algunos de los niños les han pedido la receta. De mis ocho hijos, los que beben los batidos tienen la piel más bonita, aunque comen un poco de comida chatarra fuera de casa. Los otros sufren mucho de acné. ¡Es increíble! Noté que cuando el menor estaba fuera de casa con sus amigos por unos días, su rostro comenzaba a quebrarse de nuevo. No creo que esto sea una coincidencia. Pidió batidos verdes cuando regresó.

—*Althea*

Bebemos batidos verdes todos los días, en familia. Incluso mi hijo de 8 años de edad los disfruta; él es jugador de fútbol convencido de que lo ayuda con sus habilidades de juego. ¡Gracias!

—*Laura W.*

Me encantan mis batidos verdes. Cuando los tomo no me siento tan hambrienta y siento que cuando como, necesito ingerir alimentos con alto valor nutritivo, no simplemente comida. Mi piel, cabello, uñas se ven bien, y tengo una buena dosis de energía.

—*Wendy K.*

Empecé a preparar batidos verdes hace un año. Varios años antes, a mi marido le habían diagnosticado hemocromatosis. Logró controlar la enfermedad, pero debido a que la enfermedad no fue diagnosticada durante años, tenía los órganos dañados, inclusive el corazón, el hígado y los riñones. No tenía energía. Así que empezó a beber cada día una botella de 2 litros de Mountain Dew. Mi misión era sacarle el hábito de tomar Mountain Dew y reemplazarlo con algo que fuera mejor para él y le diera la energía que necesitaba.

Después de algunas investigaciones y de encontrar el sitio GreenSmoothieGirl.com, compré una licuadora de alto rendimiento. Empecé a preparar batidos verdes todos los días. Convencí a mi marido de dejar la cafeína y el azúcar, y darle una oportunidad a esta nueva bebida. Lo ha hecho muy bien. Al comenzar, tenía esperanza, pero sabía lo difícil que sería cortar con un hábito de cafeína tan arraigado. Tenía mis dudas.

Estoy feliz de informar que después de un año, no ha vuelto a tomar Mountain Dew y se siente con más energía de la que ha tenido en los últimos años. Yo también he sentido los beneficios de los batidos verdes. Aunque cuando comencé este hábito gozaba de buena salud en general, ahora me siento mejor, con más energía, y tengo una mejor digestión de la que he tenido en años. Hace un año, también dejé de cocinar carne para la cena todas las noches. Aunque no hemos adoptado una dieta 100 % vegana, hemos reducido en un 75 % el consumo de la carne que comíamos. Estoy tratando de cocinar alimentos más saludables, y he utilizado las recetas de Robyn para hacer eso. Todo lo que he probado ha resultado muy rico. Yo les recomendaría a todos adoptar este simple cambio de estilo de vida.

—*Karen R.*

En la primavera de 2 006, aumenté 30 libras en 6 semanas, cuando empecé a tomar una píldora para el control de natalidad. Por supuesto la dejé, pero me pareció que había desencadenado algunos síntomas importantes de la perimenopausia, inclusive la depresión, el agotamiento, y el continuo aumento de peso. Visité varios médicos que trataron con diversos tratamientos hormonales, un tratamiento de la tiroides o dieta y el tratamiento para el hongo Candida. ¡Todos parecían empeorar mi estado de salud!

Así fue que, en la primavera de 2 007, hacerme cargo del asunto. Dejé de tomar todos los medicamentos y de seguir las dietas recetadas, y empecé a tratarme a mí misma a través de los alimentos y el ejercicio. Me comprometí a probar durante un año para ver qué sucedía. Estaba desesperada, así que decidí adoptar una dieta a base de frutas y verduras crudas en su mayoría, con la creencia de que eran las herramientas de limpieza y construcción que mi cuerpo necesitaba. Inventé el batido verde por mi cuenta y empecé a beberlo todo el día, completando con vegetales y una patata por la noche, y a veces con un poco de carne y de vegetales cocidos. Durante ocho meses no hubo cambios en mi peso, ¡pero me empecé a sentir mucho mejor y por lo menos había dejado de subir de peso!

Mis sofocos se detuvieron casi completamente, y en enero de 2 008, finalmente bajé 15 libras de una vez. Un día, uno de mis clientes me contó acerca de GreenSmoothieGirl.com cuando me vio con una enorme taza de materia verde. ¡Fui a casa esa noche, busqué el sitio, y desde entonces, me he convertido en una gran fanática! Estaba muy contenta de contar con apoyo y nuevas ideas e información.

Creo que no he resuelto completamente mis problemas de salud, porque estoy segura de que la función de mi glándula tiroides es todavía muy lenta, y no puedo conseguir bajar las 15 libras más que necesito bajar, pero me siento mucho mejor. ¡Ahora estoy comprometida a comer de esta manera por el resto de mi vida solo para tener un buen estado de salud!

Me encantan tanto los batidos verdes y tener una manera fácil de incorporar tantas verduras, que nunca volvería a comer otra cosa. ¡Se podría decir que soy una adicta! Me encantan sobre todo por la forma en que empiezo a sentirme (lenta y deteriorada) cuando tengo que dejar de tomarlos durante varios días. He estado preparándolos durante un año y medio y se siente como si mi cuerpo estuviera reparando, de forma lenta pero segura, tantos años de no tener suficientes enzimas vivas. Mis sofocos son casi inexistentes cuando bebo mis verduras.

La proteína en las verduras de hoja me impide tener hambre hasta la tarde. Cualquiera que me conoce sabe que soy un bicho raro de los batidos verdes. Muchos me han dicho que los inspiro a querer comer más saludablemente. A mucha gente le he enseñado cómo hacerlos, y mi mamá y mi marido están tan comprometidos como yo. Mi marido corrió la maratón de Boston el año pasado (a los 52 años) sin el beneficio de los batidos verdes. Desde octubre los ha tomado 4 o 5 días a la semana, y estamos ansiosos por ver si mejora su rendimiento este año. ¡Le avisaremos!

—*Debbie W.*

P.D.: Cuando les doy a mis nietos mis batidos verdes para que los prueben, ¡les encanta! Ahora solo tengo que conseguir que sus padres se comprometan a adoptarlos.

Siento una disminución importante en los antojos de dulces. He perdido algo de peso, nada importante, pero ese no es mi objetivo principal. Soy corredora, y he notado una diferencia en mi resistencia y rendimiento. Me siento más saludable y limpia. ¡Estoy enganchada de por vida, y mis días no son los mismos cuando no tomo mis 32 onzas regulares! Convencí a mi mamá y a mi niño de tomarlos. Mi hijo los llama "moothies" y los pide durante todo el día. Tendría uno en su mano todo el día si se lo permitiera. Estoy emocionada por seguir bebiendo batidos verdes y por mejorar mi vida, así como la de mi familia.

—*Meghan Meredith*

Trabajo para una señora que comenzó a comer comida cruda. Mientras observaba su transformación, me interesé mucho por lo que estaba haciendo y me acordé de lo bien que me sentía cuando era más joven, y cuando comía y bebía más alimentos crudos. Le hice varias preguntas y comencé a adoptar un plan de alimentación más sano a base de alimentos crudos, y empecé a beber un batido verde cada mañana.

Tengo dos hijas adolescentes que se unieron en este camino de la salud. Una de ellas ha llegado a ser muy disciplinada con sus hábitos alimenticios y le encanta esta forma de disfrutar de nuestra comida. Ha perdido toda la grasa que adquirió con su bebé y su piel se ha aclarado. Es una atleta muy involucrada en los deportes. ¡Dijo que ahora que ella bebe alimentos naturales, puede sobrevivir a sus clases sin quedarse dormida!

Todos nos sentimos mejor. Yo he dejado de tomar todas las medicinas para la alergia y he abandonado los inhaladores para el asma.

—*Heidi Underwood*

Tengo 17 años, soy vegano y como alimentos crudos, ¡y los batidos verdes han cambiado mi vida! Siempre me sentía cansado y de mal humor, y con un poco de hambre, pero apenas añadí los batidos verdes a mi alimentación, ¡me sentí increíble! Me dan todo lo que necesito. ¡Me encantan mis batidos verdes!

—*Brendon Clarke-Pepper*

Los batidos verdes han cambiado mi vida. No solo he convencido a los miembros de mi familia de incorporarlos en la dieta, sino también a las personas con las que trabajo. A mi hijo de 15 meses le encantan los batidos verdes y siempre pide más. Me siento mejor, me veo mejor, ¡y me encanta haber sido capaz de correr la voz acerca de los beneficios de los batidos verdes!

—*Jamie Stavinaha*

Mi nombre es Kathy Wells y me encantan los batidos verdes. Mi hija menor tiene 6 años y ahora ella también los ama. La mayor está adoptándolos de a poco. Pero he sido capaz de hacer que incorpore frutas y vegetales saludables a su dieta. Sus batidos tienen menos verduras, pero cada vez agrega más y mejoran de a poco.

—*Kathy W.*

Usted es una fuente de información para el principiante.

Como menciona en una de las entradas del *blog*, poco a poco me empecé a sentir incómoda con lo que estaba comiendo, como si no estuviera alimentando a mi cuerpo, sino simplemente dándole calorías vacías. Desnutrición, claramente. Tan pronto como descubrí los batidos verdes, todo se ha vuelto más claro, la omnipresente niebla ha desaparecido de mi vista, y gracias a ello, he cambiado la forma de alimentarme sin siquiera ser consciente de ello.

Todos los antojos de comida chatarra (chocolate, carbohidratos refinados, etc.) han desaparecido. No es fácil aquí en Nueva York, donde uno se siente bombardeado por todo, todo el tiempo. Nunca me he alimentado con comida rápida, y no soy realmente amante de la carne roja, pero tengo el hábito de ingerir alimentos convenientemente procesados, repletos de productos químicos y conservantes. No es extraño que, al día de haber comenzado a tomar batidos verdes, sufriera dolores de cabeza producto de la desintoxicación durante todo el día. ¡Claro!

Hace poco compré recetas en su sitio, pero simplemente quiero agradecerle por la información detallada para aquellos de nosotros que quieren empezar. Su sitio se encuentra en la parte superior de mi lista de favoritos.

—*Alexia*

He tenido resultados tan sorprendentes con los batidos verdes, que mi novio, Steve, su madre y hermano ya los han adoptado (él todavía está tratando de convencer a su papá de que los pruebe). Nos sentimos con más energía, hemos perdido casi 20 libras entre los cuatro, no tenemos antojos de dulces (nunca pensé que fuera posible), nuestro apetito se redujo considerablemente, y la piel se ve mucho más clara. Realmente nos ha inspirado a ser más proactivos en cuanto al trabajo hacia una salud óptima.

Ahora investigamos cada restaurante antes de salir, para averiguar el nivel de grasa en la comida/los ingredientes no saludables. Estamos severamente limitados en cuanto a los lugares fuera de casa donde podemos ir comer. Nos limitamos a lugares donde venden sushi, ya que la comida es fresca y el sushi es crudo, ¡y son nuestros lugares favoritos de todos modos!

Estamos comiendo muchas más frutas y vegetales de lo normal, ¡y hemos desarrollado un verdadero antojo de verduras! También hemos limitado al mínimo la ingesta de carne que no sea pescado, ¡e incluso hemos pasado a la comida orgánica! Quiero darle las gracias por su comprensión y por toda la información publicada en este sitio.

Cuando lo leí por primera vez y me informé acerca de los batidos por noviembre de 2 008, fueron sus videos de YouTube los que me ayudaron a aprender sobre esta nueva forma de vida. Fue su sitio el que me dio mis primeras recetas de batidos verdes, y me ayudó en el camino para mejorar mi salud. También compré la licuadora Blendtec, ¡que es mi posesión más preciada! Incluso he preparado "helado" en ella. Es increíble. ¡Bien vale la pena el tiempo que me tomó ahorrar el dinero para comprarla! La uso al menos 2 veces al día. Gracias de nuevo por todo y buena suerte con el nuevo libro. ¡Lo estaré esperando ansiosamente!

—*Jenny; Staten Island, Nueva York*

Tablas de conversión

CONVERSIONES ÚTILES

EE. UU.	EQUIVALENTE	SISTEMA MÉTRICO
1 cucharadita	—	5 mililitros
1 cucharada	3 cucharaditas	15 mililitros
1 taza	16 cucharadas	240 mililitros
1 pinta	2 tazas	470 mililitros
1 cuarto de galón	4 tazas	950 mililitros
1 litro	4 tazas + 3½ cucharadas	1000 mililitros
1 onza (seca)	2 cucharadas	28 gramos
1 libra	16 onzas	450 gramos
2.21 libras	35.3 onzas	1 kilogramo

CONVERSIONES DE VOLUMEN

EE. UU.	EQUIVALENTE	SISTEMA MÉTRICO
1 cucharada	½ onza líquida	15 mililitros
¼ taza	2 onzas líquidas	60 mililitros
⅓ taza	3 onzas líquidas	90 mililitros
½ taza	4 onzas líquidas	120 mililitros
⅔ taza	5 onzas líquidas	150 mililitros
¾ taza	6 onzas líquidas	180 mililitros
1 taza	8 onzas líquidas	240 mililitros
2 tazas	16 onzas líquidas	480 mililitros

Índice de recetas

Sobre la autora

Robyn Openshaw es una entusiasta y educadora de la nutrición cuyo trabajo anterior incluye la publicación del libro *12 Steps to Whole Foods* (Los 12 pasos para comidas naturales). Tiene muchos seguidores en GreenSmoothieGirl.com, YouTube y Facebook, y su mayor pasión es ayudar a que las madres jóvenes ("¡Ellas cambian el mundo!") les den a sus familias una dieta de alimentos naturales, en su mayoría crudos, y a base de vegetales. Es docente de tiempo parcial en la Universidad Brigham Young, y madre soltera de cuatro atletas de competición: dos niños y dos niñas. Le encanta participar de competencias de tenis, esquiar sobre nieve, correr al aire libre, cultivar vegetales orgánicos, cocinar (es decir, "ordenar los elementos"), y leer todo lo que tenga a la vista. Vive en Lindon, Utah.